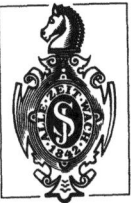

Koronare Herzkrankheit

Wertigkeit diagnostischer Verfahren
und therapeutischer Maßnahmen

Herausgegeben von
E. Lang

Mit Beiträgen von

O. E. Durst   R. Ehrenböck   J. von der Emde   W. Enekel
H. Kaffarnik   E. Lang   W. Schaper   J. Schneider   R. Spiel
M. Stauch   H. Weidemann   A. Weikl

Mit 107 Abbildungen und 38 Tabellen

Springer-Verlag
Berlin Heidelberg New York 1980

Professor Dr. E. Lang
Carl-Korth-Institut für Herz-Kreislauferkrankungen
Rathsberger Straße 57
D-8520 Erlangen

CIP-Kurztitelaufnahme der Deutschen Bibliothek.
Koronare Herzkrankheit: Wertigkeit diagnost. Verfahren u. therapeut. Maßnahmen/hrsg. von
E. Lang. Mit Beitr. von O. E. Durst ... – Berlin, Heidelberg, New York: Springer, 1980.
ISBN-13: 978-3-540-10145-1   e-ISBN-13: 978-3-642-67699-4
DOI: 10.1007/978-3-642-67699-4
NE: Lang, Erich [Hrsg.]; Durst, Otto E. [Mitarb.]

Das Werk ist urheberrechtlich geschützt. Die dadurch begründeten Rechte, insbesondere die
der Übersetzung, des Nachdruckes, der Entnahme von Abbildungen, der Funksendung, der
Wiedergabe auf photomechanischem oder ähnlichem Wege und der Speicherung in Datenverarbeitungsanlagen bleiben, auch bei nur auszugsweiser Verwertung, vorbehalten.
Bei Vervielfältigungen für gewerbliche Zwecke ist gemäß § 54 UrhG eine Vergütung an den
Verlag zu zahlen, deren Höhe mit dem Verlag zu vereinbaren ist.
© by Springer-Verlag Berlin Heidelberg 1980

Die Wiedergabe von Gebrauchsnamen, Handelsnamen, Warenbezeichnungen usw. in diesem
Werk berechtigt auch ohne besondere Kennzeichnung nicht zu der Annahme, daß solche Namen im Sinne der Warenzeichen- und Markenschutz-Gesetzgebung als frei zu betrachten wären
und daher von jedermann benutzt werden dürften.

Vorwort*

Die koronare Herzkrankheit wurde als erstes Gesprächsthema gewählt. Ich meine, daß die Bedeutung der Erkrankung diese Rangfolge ohne Zweifel rechtfertigt. Unser besonderes Augenmerk wird jedoch der Wertigkeit diagnostischer Verfahren und therapeutischer Maßnahmen bei dieser Erkrankung gewidmet sein, zumal gerade hier in den letzten Jahren neue konkurrierende Meßverfahren und Therapiemöglichkeiten zu einer gelegentlich recht kontrovers geführten Diskussion Anlaß gaben. Ich möchte hier nur die Meinungsverschiedenheit über die konservative und chirurgische Therapie, die euphorisch verbreiteten Mitteilungen über das transkutane Dilatationsverfahren sowie die widersprüchlichen und kaum mehr einzuordnenden Mitteilungen über den Risikofaktor Hyperlipidämie erwähnen.

Herr Prof. Lochner, der sich um die Erforschung der pathophysiologischen Grundlagen der koronaren Herzkrankheit sehr verdient gemacht hat, ist einige Tage vor dem Symposium in Bischofsgrün an einer schweren Erkrankung verstorben. Herr Lochner hat durch seine wissenschaftliche Arbeit einen wesentlichen Beitrag zur Erforschung der Physiologie und Pathophysiologie des Koronarkreislaufs geleistet und damit entscheidende Voraussetzungen vor allem für die Therapie der koronaren Herzkrankheit geschaffen. Die Referenten widmen daher dieses Buch dem Andenken von Herrn Lochner.

Mein Dank gilt zunächst Herrn Medizinaldirektor Dr. Rupprecht, der mit seinen Mitarbeitern die Bischofsgrüner Kardiologengespräche vorbereitete und für die Teilnehmer und Referenten dieser Tagung Raum und Atmosphäre schuf.

Der Firma Cassella-Riedel Pharma GmbH, Frankfurt, die das Symposium sponserte, sei vor allem deswegen gedankt, weil sie in einer recht kostenkritischen Zeit, in der allerorts vorsichtiger Rückzug bemerkbar wird, eine Aufgabe übernommen hat, die si-

---

* In Anlehnung an die Begrüßungsansprache von Prof. E. Lang bei den Bischofsgrüner Gesprächen

cherlich nicht zu ihren verpflichtenden Aufgaben gehört, und weil sie offensichtlich auch bereit ist, sie über diesen Tag hinaus im Auge zu behalten. Das heißt konkret, daß dem 1. Bischofsgrüner Gespräch weitere werden folgen können.

Erlangen 1980   E. LANG

Inhaltsverzeichnis

Offene Fragen – Kontroverse Meinungen (E. Lang) 1

Pathophysiologische Grundlagen der koronaren Herzkrankheit (W. Schaper) 7

Wertigkeit klinischer Befunde und nicht-invasiver Methoden in der Diagnostik der koronaren Herzkrankheit (R. Spiel und W. Enekel). 25

Bedeutung der Notfallangiographie (O. E. Durst, A. Weikl und E. Lang) 41

Wertigkeit der Arzneimitteltherapie bei der koronaren Herzkrankheit (M. Stauch) 57

Grundlagen der Bewegungstherapie bei der koronaren Herzkrankheit – Indikation und Kontraindikation (H. Weidemann) 77

Erfolge der aktiven Rehabilitation (R. Ehrenböck) 97

Bedeutung kardiochirurgischer Interventionen bei koronarer Herzerkrankung (J. von der Emde) 113

Möglichkeiten der Prävention bei der koronaren Herzkrankheit (H. Kaffarnik und J. Schneider). 135

Indikation zur selektiven Koronarangiographie (E. Lang, O. E. Durst und A. Weikl) 153

Sachverzeichnis 161

Mitarbeiterverzeichnis

Durst, O. E., Dr. med.
Kardiologische Abteilung, Carl-Korth-Institut, Rathsberger Straße 57, D-8520 Erlangen

Ehrenböck, R., Prim. Dr.
Rehabilitations-Zentrum Fehlbring für Herz- und Kreislauferkrankungen, A-2723 Mathmannsdorf

Emde, von der, J., Prof. Dr. med.
Chirurgische Universitätsklinik, Maximiliansplatz, D-8520 Erlangen

Enenkel, W., Doz. Dr. med.
4. Medizinische Abteilung mit Kardiologie, Krankenhaus der Stadt Wien-Lainz, Wolkersbergenstraße 1, A-1130 Wien

Kaffarnik, H., Prof. Dr. med.
Medizinische Universitäts-Poliklinik, Emil-Mannkopf-Straße, D-3550 Marburg

Schaper, W., Prof. Dr. med.
Geschäftsführender Direktor des W. G. Kerckhoff-Instituts, Sprudelhof 11, D-6350 Bad Nauheim

Schneider, J., Dr. med.
Medizinische Universitäts-Poliklinik, Emil-Mannkopf-Straße, D-3550 Marburg

Spiel, R., Dr. med.
4. Medizinische Abteilung mit Kardiologie, Krankenhaus der Stadt Wien-Lainz, Wolkersbergenstraße 1, A-1130 Wien

Stauch, M., Prof. Dr.
Leiter der Sektion Kardiologie, Angiologie und Pulmologie der Universität Ulm, Steinhövelstraße 9, D-7900 Ulm

Weidemann, H., Prof. Dr. med.
Benedikt-Kreuz-Rehabilitationszentrum, Südring 15, D-7812 Bad Krozingen

Weikl, A., Dr. med.
Kardiologische Abteilung, Carl-Korth-Institut, Rathsberger Straße 57, D-8520 Erlangen

Offene Fragen – Kontroverse Meinungen*

E. Lang

Die Frage nach der Wertigkeit diagnostischer Verfahren und therapeutischer Konzepte bei der koronaren Herzkrankheit ist zwar begrenzt auf die Beurteilung des Stellenwertes diagnostischen und therapeutischen Vorgehens. Doch war es von vornherein zu erwarten, daß nicht alle Fragen eine letztendlich befriedigende Antwort finden konnten und daß zu einigen Fragen die Antworten auch kontrovers sein mußten, weil zu verbindlichen und allgemein gültigen Aussagen auch verbindliche und nicht angreifbare Untersuchungen gehören (Stauch). Diese aber fehlen, insbesondere zu einigen grundlegenden Fragen der Koronartherapie.
Im folgenden sind einige dieser offenen Fragen und kontroversen Meinungen zusammengetragen.

1. Zur Pathophysiologie

Die Frage, ob und inwieweit Endokard und subendokardiale Schichten durch Diffusion vom Ventrikel her versorgt werden, wurde in den letzten Jahren oft widersprüchlich beantwortet. Es zeigt sich aber immer mehr, daß die Diffusion von innen her in der Tat zu vernachlässigen ist, zumal bei einem normalen Sauerstoffverbrauch von etwa $8-10$ ml/min/100 g die Diffusionsstrecke, die zur Verfügung steht, mit im besten Fall $\frac{1}{2}$ mm Gewebe zu gering erscheint (Schaper). Eine Begründung hierfür gibt es auch pathologisch-anatomisch, denn bei einem Subendokardialinfarkt bleibt eine Randzone von $3-4$ Muskelzellen erhalten (Schaper). Diese Tatsache gewinnt auch für die Klinik an Bedeutung. Die überlebende Randzone muß nämlich als Ursache für die Arrhythmien angesehen werden. Es handelt sich bei diesen Muskelzellagen um lebendes Gewebe, das passiven Kräften ausgesetzt ist und mit ektopischer Aktivität darauf antworten kann (Schaper).
Aus den Befunden von Schaper geht hervor, daß 30% der Durchblutung von Kollateralen übernommen werden kann. Es stellt sich aber die Fra-

---
* Zusammenfassung der Fragen und Bemerkungen, die bei den Bischofsgrüner Kardiologengesprächen im Mittelpunkt der Diskussion standen. Die Referenten, die die Kommentare abgaben, sind jeweils in Klammer angeführt

ge, wie groß kann, d. h. darf das Koronargefäß sein, um durch Kollateralen entsprechend kompensiert werden zu können (von der Emde). Aus Ergebnissen tierexperimenteller Versuche, die immer am größten Koronarast der linken Koronararterie vorgenommen wurden, läßt sich ableiten, daß bei okkludierter Koronararterie im allergünstigsten Fall 30% der Reserve wieder hergestellt werden können, und zwar völlig unabhängig von der Größe der verschlossenen Arterie (Schaper). Es wäre allerdings zu vermuten, daß die Situation bei kleineren Arterien etwas günstiger ist (Schaper). Für diese tierexperimentellen Untersuchungen gibt es aber auch klinische Hinweise, die mit diesen Befunden vereinbar sind. Es wird immer wieder beobachtet, daß bei Patienten mit Abbruch des Hauptstammes der linken Kranzarterie das gesamte Verzweigungsgebiet des linken Koronargefäßes (descendens und circumflexa) retrograd über die rechte Koronararterie aufgefüllt wird (Weikl). Im Lävokardiogramm läßt sich bei diesen Patienten eine geringe Wandbewegungseinschränkung nachweisen, so daß man unter Ruhebedingungen eine einigermaßen ausreichende Durchblutung erwarten kann.

2. Zur Diagnostik

Die Frage, wann frühestens nach einem Infarkt ein Belastungselektrokardiogramm durchgeführt werden kann, ist bisher nicht verbindlich entschieden. Es fragt sich aber, wie sich die Ansicht von Spiel, erst 2–3 Monate nach dem Infarkt zu ergometrieren, mit der Forderung nach einer möglichst frühen Anschlußheilbehandlung verträgt. Bei der Empfehlung von Spiel handelt es sich offensichtlich um Richtlinien für die Praxis. In der Klinik ist es durchaus erlaubt und ratsam, die Belastungsuntersuchung am Ende der stationären Behandlung im Krankenhaus, also noch vor Beginn der Anschlußheilbehandlung, durchzuführen (Spiel).
Gelegentlich wird sowohl während der Behandlung im Akutkrankenhaus als auch während des Anschlußheilverfahrens die Aufzeichnung von Langzeitelektrokardiogrammen notwendig. Stehen zwei Kanäle für die Registrierung zur Verfügung, so wird versucht, neben der Ableitung V 5 immer eine dorsale Ableitung zu gewinnen, d. h. die dritte Elektrode in der hinteren Axillarlinie zu plazieren (Spiel). Unsicherheit besteht offensichtlich in der Beurteilung der altersbezogenen Belastungsfrequenz als Abbruchkriterium. Spiel vertritt hierzu die Meinung, daß sich alle Richtlinien im Prinzip einem unterzuordnen haben, nämlich, daß der Patient symptomlimitiert belastet werden sollte. Der Versuch, bestimmte Kriterien, z. B. eine altersbezogene Belastungsfrequenz, zu erreichen, gefährdet den Patienten durch die Zielvorgabe, eine maximale Bela-

stung zu erreichen, die höher liegt als die Belastung, bei der es zu klinischen Symptomen (z. B. Angina pectoris) kommt. Der Belastungsversuch sollte durch den Patienten, nicht durch den Arzt abgebrochen werden, wenn myokardbezogene Abbruchkriterien (z. B. ST-Streckenveränderungen) fehlen (Spiel). Andererseits sollte berücksichtigt werden, daß bei der überwiegenden Zahl der Patienten eine genügend hohe Aussagekraft vorhanden ist, wenn 70% der altersbezogenen maximalen Herzfrequenz erreicht wurden, und daß über dem Grenzwert von 70% die Häufigkeit von orthostatischen Kreislaufkomplikationen recht hoch ist.

Über die hohe Wertigkeit der Koronarangiographie herrscht Einigkeit. Andererseits muß bedacht werden, daß immer wieder auch einmal eine echte Angina pectoris beobachtet wird und klinisch an einem durchgemachten Herzinfarkt kein Zweifel bestehen kann; und dennoch das Koronarangiogramm unauffällig erscheint, ohne Hinweise auf eine koronare Herzkrankheit (Lang). Als Erklärung für diese gelegentlich beobachtete Diskrepanz können Koronarspasmen, die zum klinischen Bild der Prinzmetal-Angina führen, aber auch die sog. small vessel disease herangezogen werden (Weikl). Bei beiden Erkrankungen handelt es sich um funktionelle Syndrome, die morphologisch nicht zu erfassen sind.

Aus den Erfahrungen, die Durst mit der Notfallangiographie machen konnte, leitet sich die Notwendigkeit einer gut funktionierenden Kooperation zwischen Praxis, Krankenhaus und Spezialklinik ab. In diesem Zusammenhang taucht die Frage auf, wie schnell eine Verlegung beispielsweise bei einer Präinfarktangina erfolgen soll. Hierzu wird folgendes Vorgehen empfohlen: Es sollte zunächst im direkten regionalen Bezugskrankenhaus der Versuch unternommen werden, die Angina pectoris zu stabilisieren, indem Nitrodauertropfinfusionen evtl. in Kombination mit Betarezeptorenblockern zur Anwendung kommen. Mit der Betablocker-Therapie ist dann äußerst vorsichtig zu verfahren, wenn die aktuelle Anamnese Hinweise auf eine Dyspnoe oder synkopale Anfälle ergibt (Durst). Kann eine Stabilisierung evtl. auch unter zusätzlicher Anwendung von Morphinderivaten erreicht werden, so ist durchaus eine „normale" Verlegung möglich. Wird der Patient jedoch nicht beschwerdefrei, so sollte unverzüglich eine Verlegung in eine Spezialklinik veranlaßt werden, die nach Koronarangiographie in enger Beratung mit den Koronarchirurgen darüber entscheiden sollte, ob eine notfallmäßige koronarchirurgische Intervention notwendig und sinnvoll erscheint (Durst). Eine Verlegung mit dem Hubschrauber ist meist nicht erforderlich. Sie wäre nur dann zu diskutieren, wenn die Verlegung in eine weit entfernte chirurgische Klinik erforderlich würde (Lang, Durst).

3. Zur Therapie

In der medikamentösen Therapie besteht offensichtlich noch Unsicherheit in der Beurteilung des Koronartherapeutikums Carbocromen (Intensaïn), in der Frage der Kombinationstherapie sowie über den Sinn einer Antikoagulantientherapie. Zum Intensaïn eine klare Stellungnahme abzugeben, sei recht schwierig, da zum einen keine eigenen Erfahrungen bestünden (Stauch) und man zum andern bei Medikamenten, die nicht sofort einen klinischen Effekt oder einen meßbaren Erfolg zeitigten, etwas voreingenommen sei.

In der Kombinationstherapie sei vor allem eine Kombination von Betablockern mit Nitraten sehr sinnvoll. Selbstverständlich sei die Kombination von Betablockern und Diuretika indiziert, wenn eine entsprechende Indikation bestünde, z. B. bei einer koronaren Herzkrankheit, die gleichzeitig mit einer Hypertonie einhergeht (Stauch). Dies sei auch pathophysiologisch sinnvoll, da die Vorlasterhöhung durch Betarezeptorenblocker durch Diuretika vermindert würde (Stauch). Betarezeptorenblocker und Kalziumantagonisten sollte man dagegen möglichst nicht kombinieren, da sie sich in ihrer negativ inotropen Wirkung verstärken könnten und damit die Kontraktionsfähigkeit zu stark einschränkten (Stauch). Andererseits sind jedoch Einzelbeobachtungen mitgeteilt worden, die über günstige Effekte bei dieser Kombination berichteten.

Unsicherheit besteht in der Antikoagulantientherapie, die in den letzten Jahren durch die Einführung von Thrombozytenaggregationshemmern noch verstärkt wurde.

So kann die Frage, ob die Behandlung mit Thrombozytenaggregationshemmern in der Phase der Rehabilitation, z. B. während des Anschlußheilverfahrens, nicht verbindlich beantwortet werden, da exakte Untersuchungen darüber bisher fehlen (Stauch). Andererseits ist bekannt, daß in den ersten 6 bis 12 Monaten nach einem Infarkt embolische Komplikationen vor allem aus peripheren Gefäßgebieten dann geringer sind, wenn der Patient sorgfältig antikoaguliert war (Stauch). Daraus läßt sich die Empfehlung ableiten, in den ersten 6 bis 12 Monaten nach dem Infarkt mit Antikoagulantien zu behandeln und dann auf die Therapie mit Thrombozytenaggregationshemmern überzugehen (Stauch).

Im Anschluß an einen aortokoronaren Bypass scheint die Antikoagulation weniger bedeutsam zu sein. Von der Emde konnte anhand der Auswertung von 2 Gruppen, von denen die eine nach dem aortokoronaren Bypass Antikoagulantien bekam, die andere nicht, nachweisen, daß keinerlei Unterschiede in der Verschlußrate dieser Bypässe festzustellen sind. Die Empfehlung, nach einem aortokoronaren Bypass zu antikoagulieren, ist also nicht mehr gerechtfertigt (von der Emde). Dies bedeu-

tet aber nicht, daß nach kardiochirurgischen Eingriffen bei koronaren Herzkrankheiten in keinem Fall antikoaguliert werden sollte. Besteht ein Herzwandaneurysma, das bei der Operation nicht reseziert werden konnte, so ist die Antikoagulantientherapie dringend zu empfehlen, da diese Patienten im Hinblick auf embolische Komplikationen hoch gefährdet sind (Durst). Eine Prophylaxe, die in der alleinigen Anwendung von Aggregationshemmern besteht, erscheint nicht ausreichend (Durst).
Es kann kein Zweifel darüber bestehen, daß eine endgültige Entscheidung zur Frage der Antikoagulantientherapie recht schwierig ist. So konnte Schebelle 1978 Befunde mitteilen, die dafür sprachen, daß die Ergebnisse in der Antikoagulantiengruppe deutlich besser gewesen sind (Klein). Es ist jedoch bei dieser Studie zu berücksichtigen, daß Patienten aus dem Jahre 1970 und dem Jahre 1976 verglichen wurden. In dieser Zeit habe sich die Operationstechnik erheblich verbessert, so daß dieser Vergleich nicht zulässig erscheint (von der Emde).
Zur Frage der Prophylaxe mit Anturano bei der koronaren Herzkrankheit kann zum jetzigen Zeitpunkt noch keine schlüssige Antwort gegeben werden (Kaffarnik). Über Clofibrat, das derzeit in Deutschland aus dem Handel gezogen wurde, seien wesentlich mehr Befunde seit 1964 zusammengetragen worden, so daß für diese Substanz eine bessere Aussage im Hinblick auf die prophylaktische Bedeutung möglich sei (Kaffarnik). Kaffarnik zweifelt nicht daran, daß Clofibrat auch in Deutschland wieder in den Handel kommt, da die Argumente gegen diese Substanz nicht haltbar seien. Das bedeute jedoch nicht, daß andere Pharmaka, die Clofibratanaloga und -derivate seien, nicht den gleichen oder – das wird sich zeigen – einen noch besseren Effekt haben könnten (Kaffarnik).

Pathophysiologische Grundlagen der koronaren Herzkrankheit

W. Schaper

1. Vorbemerkung

Um der Aufgabe, die das Thema stellt, gerecht werden zu können, will ich versuchen, im Laufe der Ausführungen ein Thema in den Vordergrund zu stellen, das dem verstorbenen Wilhelm Lochner immer sehr am Herzen gelegen hat, nämlich der extrakoronare Widerstand. Das ist die Widerstandskomponente des koronaren Widerstands, die nicht durch die Gefäße und durch den Gefäßtonus hervorgerufen wird, sondern durch die Mechanik der Herzarbeit selbst. Sie kann Anlaß zu Störungen in der Durchblutung sein.

2. Koronardurchblutung und Kontraktion

Es ist bekannt, daß das Herz durch den Kontraktionsvorgang seine eigene Blutzufuhr während der Systole praktisch vollständig abschaltet. Die Blutversorgung des Herzens erfolgt fast ausschließlich in der Diastole. Der Grund für die systolische Perfusionsabschaltung liegt in der Summe aller dieser extravaskulären mechanischen Kräfte, die ganz besonders unter pathologischen und pathophysiologischen Bedingungen ein ganz erhebliches Gewicht bekommen können.
Abbildung 1 zeigt eine Scheibe durch ein Herz, dessen Gefäße mit einem Kontrastmittel gefüllt worden sind, bevor es von basal nach apikal zerlegt wurde. Es ist zu erkennen, daß die großen Gefäße, mit Ausnahme eines großen septalen Astes, auf der epikardialen Oberfläche liegen. Es handelt sich um ein Hundeherz, das eine leicht abweichende Versorgung des Herzmuskels aufweist, indem es eine eigene Septalarterie besitzt. Diese Septalarterie verläuft im Muskel selbst, während die großen epikardialen Gefäße auf der Oberfläche des Herzens verlaufen. Von diesen gehen praktisch rechtwinklig sekundäre Äste in das Myokard ab. Es läßt sich auch erkennen (Abb. 1), daß die mit Kontrastmittel gefüllten kleinen Gefäße nach innen hin an Dichtigkeit zunehmen. Das ist zunächst ein optischer Eindruck, der aber durch Zahlen und Fakten belegt werden kann.

Wenn man sich vorstellt, daß das Herz während der Kontraktion einen recht hohen Druck entwickelt, läßt sich daraus leicht schließen, daß die Durchblutung der linken Ventrikelwand ganz wesentlich beeinträchtigt wird. Die Kräfte, die dabei entstehen, sind Kompressionskräfte. Das ist zum einen die Kraft, die senkrecht auf die Ventrikelwand einwirkt, die sog. radiale Spannung, zum anderen aber die Kraft, die 90° zu dieser radialen Spannung wirkt und als tangentiale Spannung bezeichnet wird. Während man sich von der radialen Spannung recht gut vorstellen kann, daß sie die Gefäße während des Kontraktionsvorganges komprimiert, ist das von der tangentialen Spannung weniger zu erwarten. Wir wissen aber, daß die tangentiale Spannung versucht, die Herzwand in diese Richtung gewissermaßen „auseinanderzureißen" und daß damit auch diese Kraft imstande ist, Gefäße zu komprimieren.

3. Verteilung des Blutes im Myokard

Die Natur hat jedoch einen Kompensationsmechanismus eingebaut, um diesen Faktor nicht zu einem limitierenden Faktor unter normalphysiologischen Verhältnissen werden zu lassen. Dies läßt sich aus Abb. 1 erkennen. Ganz offensichtlich gibt es mehr kleine Gefäße in den subendokardialen Schichten als in den subepikardialen, weil – das soll später gezeigt werden – die supendokardialen Schichten von diesen kompressiven und tangentialen Anspannungskräften ganz besonders intensiv betroffen sind.

Abbildung 2 zeigt die Verteilung der Durchblutung quer durch die Wand des linken Ventrikels. Das ist heute möglich, weil räumlich hochauflösende Techniken der Durchblutungsmessung zur Verfügung stehen. Dies sind insbesondere radioaktiv markierte Substanzen und radioaktiv markierte Kügelchen, die sich je nach der Durchblutung des Herzens verteilen.

Wie ist nun Abb. 2 entstanden? Die Scheibe (Abb. 1) wurde in 8 aufeinanderfolgenden Lagen zerschnitten, und zwar von epikardial nach endokardial. Es wurden dann radioaktiv markierte Substanzen injiziert und die Verteilung im linksventrikulären Myokard gemessen, und zwar wiederum von epi- nach endokardial. Um den Gefäßtonus völlig auszuschließen, wurden die Messungen bei maximaler Vasodilatation durchgeführt. Aus der grafischen Darstellung ist zu erkennen, daß bei diastolischem Herzstillstand bei vorgegebenem Perfusionsdruck die maximal mögliche Durchblutung von epikardial nach endokardial zunimmt. Und zwar um einen ganz erheblichen Prozentsatz. Wenn wir einen epikardialen Wert von 100% ansetzen, dann ist im Subendokard (6. Lage der

Abb. 2) das Doppelte der Durchblutung vorhanden. Ganz nahe am Endokard ändern sich die Verhältnisse ein wenig, doch kann kein Zweifel darüber bestehen, daß sich die regionale Durchblutung subendokardial im Durchschnitt verdoppelt. Das heißt, um die Spannungskräfte, die bei der Kontraktion entstehen, zu kompensieren, hat das Herz subendokardial eine wesentlich größere Koronarreserve als subepikardial. Das bedeutet wiederum, daß in der Diastole, die einer solchen komprimierenden Systole folgt, das Subendokard adäquat perfundiert werden kann.

In einem anderen Versuch (Abb. 3) haben wir auch das Gefäßvolumen, wiederum in 8 Lagen, dargestellt. Wir konnten feststellen, daß das arterioläre Volumen, also das Volumen ohne die epikardialen Gefäße und ohne die Kapillaren, genau denselben Verlauf zeigt, nämlich daß das Gefäßvolumen etwa um den Faktor 2 zunimmt. Die größte Dilatationsfähigkeit der subendokardialen Gefäße beruht also darauf, daß etwa auch doppelt so viel Gefäßvolumen vorhanden ist. Dies ist ein sehr wichtiger Regulationsmechanismus, der es dem Herzen gestattet, unter physiologischen Bedingungen eine normale Durchblutung auch der Innenschichten zu gewährleisten.

4. Funktionszustand des Herzens und Durchblutung

Abbildung 3 zeigt, daß der Funktionszustand des Herzens von entscheidender Bedeutung für die Verteilung der Durchblutung quer durch die Wand des linken Ventrikels ist. Die Kurve zeigt die Zunahme der Durchblutung von epikardial nach endokardial in einem wiederum diastolisch stillgestellten Herzen. Der untere Abbildungsteil zeigt ein in flimmerndem Zustand perfundiertes Herz. Aus dem Vergleich der beiden Abb. läßt sich erkennen, daß bereits der Übergang vom diastolischen Stillstand zum Flimmern zu einer ganz anderen Verteilung der Durchblutung führt. Die Verteilung wird gleichsam uniform, d. h., zwischen epikardial und endokardial bestehen keine Unterschiede mehr.
Abbildung 4 zeigt den Einfluß der muskulären Kontraktion, wenn diese Kontraktion mit einer Druckentwicklung verbunden ist. Im oberen Teil der Abb. 4 ist der totale Koronarwiderstand in Abhängigkeit vom linksventrikulären Druck aufgetragen. Es läßt sich erkennen, daß der totale Koronarwiderstand ansteigt, wenn der mittlere linksventrikuläre Druck zunimmt, d. h., die Durchblutungsbehinderung ist eine fast lineare Funktion des durch die Kontraktion erbrachten Drucks. Aus dem unteren Teil von Abb. 4 läßt sich erkennen, daß es mit Zunahme des linksventrikulären Druckes zu einer inversen Relation zwischen der endo-und epikardialen Durchblutung kommt. Das heißt, die Zunahme des

Widerstands geht im wesentlichen auf Kosten der subendokardialen Durchblutung.

Der Einfluß des linksventrikulären Druckes auf den intramyokardialen Druck ist in den verschiedenen Lagen verschieden stark ausgeprägt (Abb. 5). In einem schlagenden Herzen ist der Einfluß des linksventrikulären Druckes in den subendokardialen Lagen 1 und 2 sehr gering, dagegen wird er in den Lagen 7 und 8 sehr stark. Das bedeutet wiederum, daß das Subendokard besonders empfindlich ist für die Mechanik der Kontraktion und für die Quantität dieser Kontraktion, nämlich für den Druck, der durch sie aufgebracht wird.

Es gibt aber auch eine aktive Komponente. In Abb. 6 ist der gesamte Koronarwiderstand für ein diastolisch stillstehendes Herz (oben) sowie für ein fibrillierendes Herz (unten) in Abhängigkeit vom intraventrikulären Druck aufgetragen. Es läßt sich feststellen, daß der Koronarwiderstand im Zustand des Flimmerns weniger steil ansteigt als im Zustand des diastolischen Stillstandes. Dies ist dadurch zu erklären, daß die aktive Kontraktion die Transmission des Druckes von innen nach außen etwas hemmt, d. h., bei der Kontraktion wird die Transmission des Druckes von innen nach außen in der Weise beeinflußt, daß die Außenschichtdurchblutung weniger behindert wird. Dies ist von einiger Bedeutung beim akuten Infarkt und auch bei der Angina pectoris.

5. Pathologische Veränderungen im Koronarlumen

Eine exzentrische Stenose (Abb. 7) ist dadurch gekennzeichnet, daß ein Teil der Wand noch erhalten ist, und zwar in seiner Stärke und in seiner Zusammensetzung. Das bedeutet, daß dieser Wandanteil theoretisch noch auf Pharmaka (z. B. auf Nitroglyzerin) reagieren, während der stark pathologisch veränderte Teil keine Reaktion mehr zeigen kann. Die Abb. 7 zeigt noch einige andere interessante Phänomene, nämlich die fibröse Deckplatte und das Atherom im Inneren. Es ist zu erkennen, daß zwischen der fibrösen Deckplatte und dem Atherom häufig nur eine sehr dünne Brücke, bzw. eine nur sehr dünne Decke besteht. Es ist gut vorstellbar, daß durch die pulsatilen Druckänderungen und durch plötzliche Anstiege des arteriellen Blutdruckes eine derartige Brücke einreißen kann, so daß es zur Blutung in das atheromatöse Beet kommt.

Auch die hochgradige konzentrische Stenose (Abb. 8), die allseits von Bindegewebe umgeben ist, kann nicht mehr auf irgendwelche pharmakologischen Interventionen reagieren, weil sie von völlig nichtkontraktilem Bindegewebe umgeben ist. Die konzentrische Stenose wird weniger häufig gefunden als die exzentrische Stenose, die Hort [2] mit einem 60%igen Anteil angibt.

Eine andere Form der Stenose, die ebenfalls recht häufig vorkommt, ist die Rekanalisierung. Abbildung 9 zeigt etwas tangential angeschnitten ein Koronargefäß, in dem sich 4 kleinere Koronargefäße befinden, die wiederum einen fast normalen Wandaufbau erkennen lassen. Die Pathologen stellen sich vor, daß es hier einen verschließenden Thrombus gegeben hat, daß sich dieser verschließende Thrombus in der Weise rekanalisieren konnte, daß das alte Koronargefäß gleichsam die Isolation eines Kabels darstellt, in dem sich 4 Gefäße befinden. Auch hier scheint die pharmakologische Beeinflussung illusorisch.

6. Stenosegrad und Durchblutung

Der Grad der Stenosierung hat selbstverständlich Rückwirkungen auf das Ausmaß der Durchblutung. Dies läßt sich aus Abb. 10 erkennen. Sie zeigt Untersuchungsbefunde, die an einem vollkommen entlasteten, nicht arbeitenden Herzen nach artifizieller Stenosierung gewonnen wurden.
Es läßt sich erkennen, daß bei einer 50%igen Stenose ein Defizit in der Koronarreserve besteht, die durch maximale Vasodilatation erschlossen werden kann (Abb. 10, oben). Der Vergleich beider „Durchblutungskurven" zeigt, daß bei einem Perfusionsdruck von 76 mm Quecksilbersäule im normalen Gebiet über 600 ml/min noch subendokardial fließen können, während es im stenosierten Gebiet weniger als die Hälfte ist. Wenn wir davon ausgehen, daß die normale Koronardurchblutung etwa 80 ml/min/100 g ist, dann bedeutet das, daß auch im Gebiet des stenosierten Gefäßes eine vollkommen normale Koronardurchblutung in Ruhe resultiert und daß auch bei diesem Grad der Stenose noch eine beträchtliche Koronarreserve vorhanden ist. Übertragen auf die Klinik bedeutet das, daß eine 50%ige Stenose wahrscheinlich erst bei maximaler körperlicher Arbeit oder überhaupt nicht bemerkbar sein wird. Dies entspricht auch den bisherigen klinischen Erfahrungen. Auch bei einer 90%igen Stenose ist der Ruhefluß immer noch gewährleistet, doch besteht keinerlei Reserve mehr (Abb. 10, unten). Der Ruhefluß beträgt hier etwa 80 ml/min/100 g, doch das Endo-Epi-Verhältnis von 0,7 signalisiert bereits, daß das Subendokard schon ohne Belastung, ohne daß dieser Ventrikel einen Druck aufbauen und irgendeine Kreislaufarbeit leisten muß, eine reduzierte Durchblutung aufweist.
Sobald der Ventrikel einen Druck produziert, fällt das Gebiet, das im Stenosebereich liegt, wesentlich steiler in seinem Verhältnis von endokardialer zu epikardialer Durchblutung ab als im normalversorgten Gebiet (Abb. 11).

Das bedeutet, daß eine stenosierte Koronararterie die subendokardiale Durchblutung wesentlich stärker als unter normalen Bedingungen behindert. Darin liegt die besondere Gefahr der Stenose und daraus erklärt sich die besonders große Häufigkeit subendokardialer Infarkte.
Die Koronarreserve nimmt mit Zunahme des prozentualen Stenosegrades ab. Dieser Befund ist in Abb. 12 schematisch nach mittlerer, nach epikardialer und nach endokardialer Reserve dargestellt.
Bei einer 90%igen Stenose fällt selbstverständlich auch die Wandbeweglichkeit im betroffenen Gebiet sehr stark ab (Abb. 13). Es besteht eine ausgesprochene Parallelität des Verhaltens der Wandbeweglichkeit zum Verhalten der Koronarreserve.

7. Kollateralkreislauf

Abbildung 14 zeigt ein postmortales Arteriogramm eines Patienten, der an Magenkrebs gestorben ist. Obgleich die LAD unterbrochen ist, läßt sich eine gute periphere Füllung des Gefäßbaumes erkennen, die durch eine große Kollaterale gewährleistet ist und damit einen Infarkt verhindern konnte. Dieser Kompensationsmechanismus kann nicht nur lebensrettend sein, sondern auch das betroffene Myokard vor dem Untergang bewahren.
Die Basis für diesen Adaptationsmechanismus, d. h. die Kollateralisierung, liegt in präexistenten kleinen Gefäßbrücken zwischen den größeren Gefäßen, die sich bei Bedarf, d. h. bei Stenosen oder Verschluß, zu erweitern imstande sind. Diese Erweiterung kommt durch Zellteilung in der Wand solch kleiner Gefäßbrücken, die nicht größer sind als 40 mµ, zustande. Es handelt sich also um ein aktives Wachstum [4].

Literatur

1. Wüsten B (1979) Biophysics of the coronary circulation. In: Schaper W (ed) Pathophysiology of myocardial perfusion. Elsevier North Holland, Amsterdam London New York
2. Hort W (1979) Anatomy and pathology of the human coronary circulation. In: Schaper W (ed) Pathophysiology of myocardial perfusion. Elsevier North Holland, Amsterdam London New York
3. Schwarz F, Flameng W, Thiedemann KU, Schaper W, Schlepper M (1978) Effect of coronary stenosis on myocardial function, ultrastructure and aortocoronary bypass graft hemodynamics. Am J Cardiol 42:193–201
4. Schaper W (1971) The collateral circulation of the heart. North Holland, Amsterdam London New York

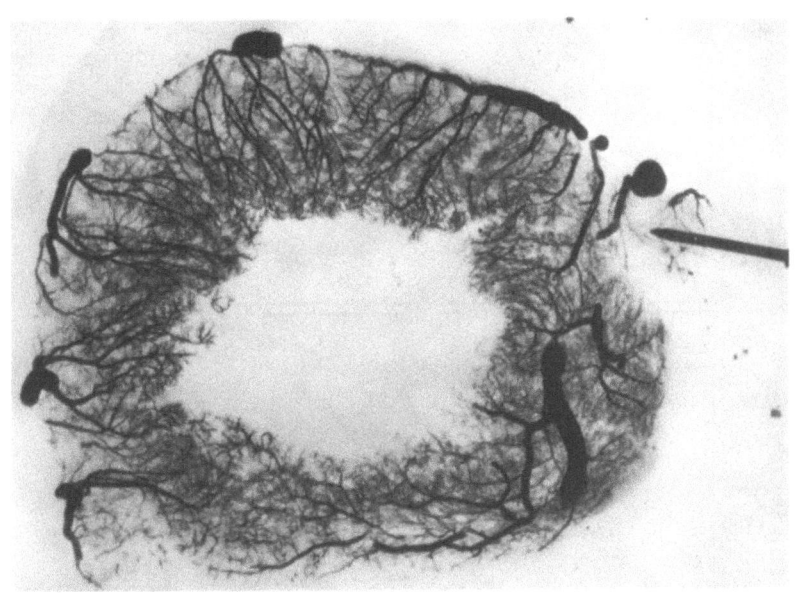

Abb. 1. Scheibenangiogramm eines Herzens, bei welchem postmortal die Koronararterien mit einer $BaSO_4$-Gelatinesuspension unter 100 mmHg gefüllt wurden. Die Zahl kleiner Gefäße nimmt von epikardial nach endokardial zu

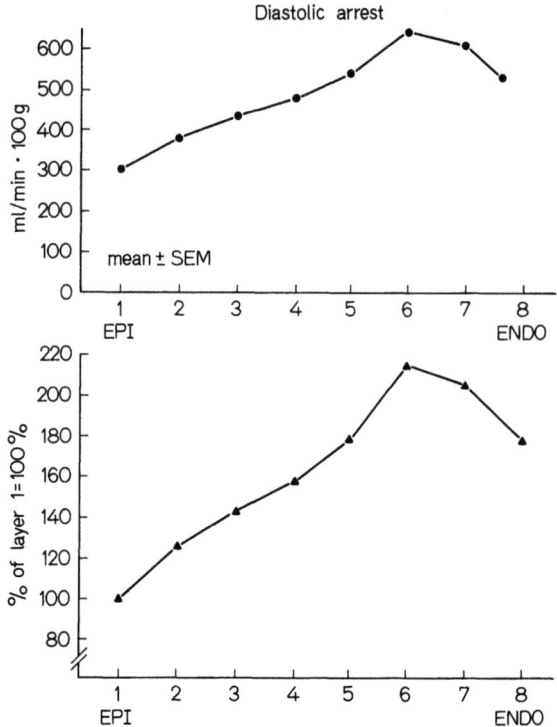

Abb. 2. Verteilung der Myokarddurchblutung in 8 aufeinanderfolgenden Schichten des linken Ventrikels von epikardial *1* bis endokardial *8* bei einem diastolisch stillgestellten Herzen in maximaler koronarer Vasodilatation bei einem Perfusionsdruck von 70 mmHg; unterer Teil: prozentuale Abweichung, wenn *1* = 100%. Die Durchblutung nimmt mit zunehmender Schichttiefe zu

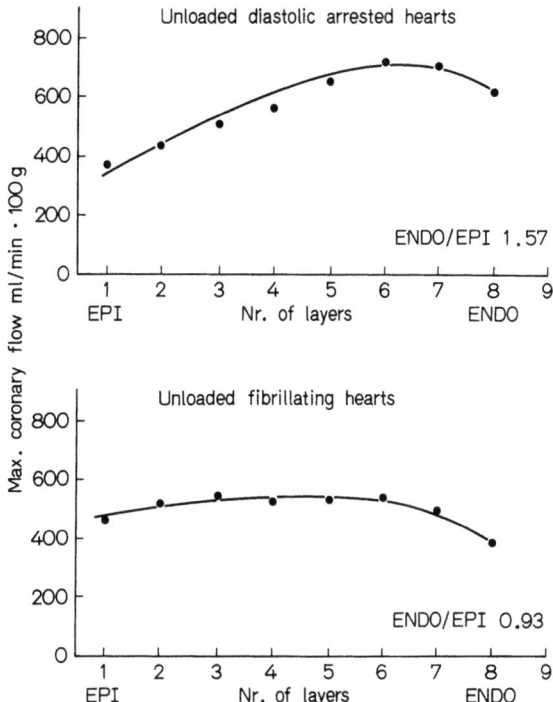

Abb. 3. Einfluß des Funktionszustandes des Herzens (diastolisch stillstehend oben und flimmernd unten) auf die Durchblutungsverteilung in 8 aufeinanderfolgenden Schichten des linksventrikulären Myokards. Flimmern reduziert die effektive subendokardiale Durchblutungsreserve

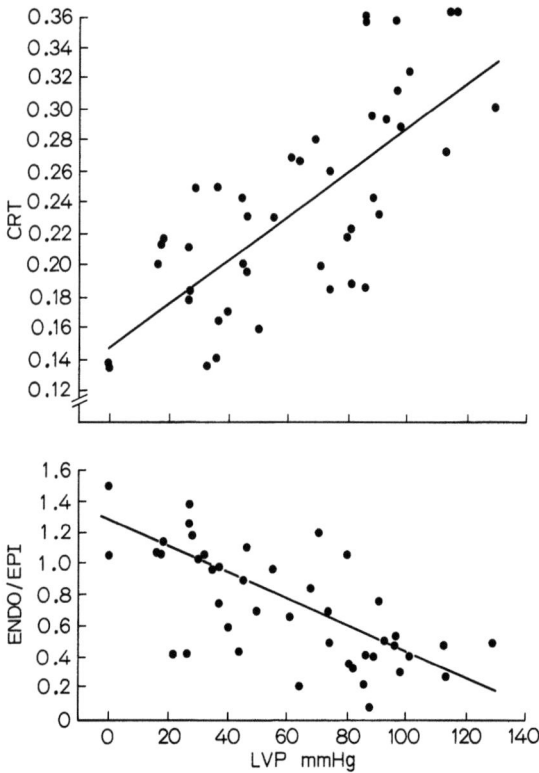

Abb. 4. Zunahme des koronaren Gesamtwiderstandes *CRT* und Abnahme des Endo/Epi-Verhältnisses der Myokarddurchblutung bei zunehmendem linksventrikulären Mitteldruck. Die Befunde wurden erhoben bei maximaler Koronardilatation (Adenosininfusion)

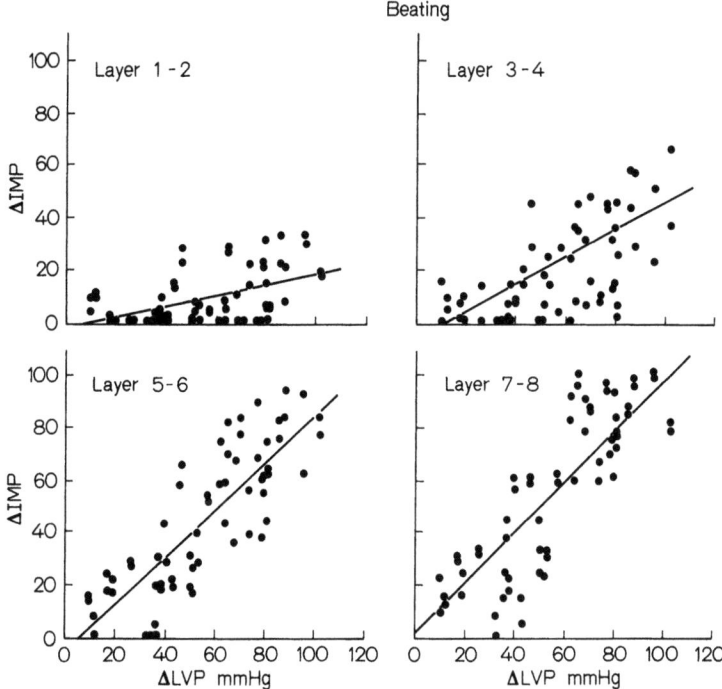

Abb. 5. Einfluß des mittleren linksventrikulären Drucks auf den myokardialen Gewebsdruck in 8 aufeinanderfolgenden Schichten des linken Ventrikels. Während die subepikardialen Schichten *1* und *2* keinen signifikanten Einfluß erkennen lassen, wird die Übertragung des linksventrikulären Drucks auf die tieferen Schichten *3 – 8* immer deutlicher

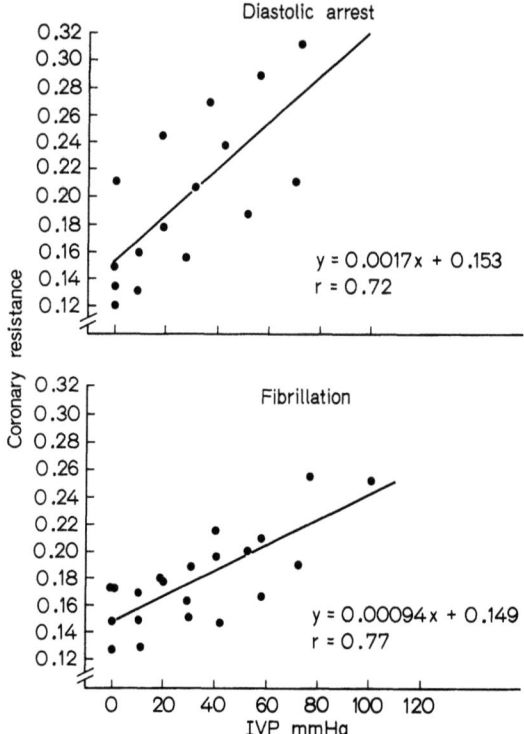

Abb. 6. Einfluß des intraventrikulären Drucks *IVP*, eingestellt durch Füllung eines Ballons im linken Ventrikel auf den Gesamtkoronarwiderstand beim diastolisch stillgelegten (oben) und beim flimmernden Herzen (unten). Wegen der induzierten maximalen Vasodilatation ist der Gesamtwiderstand hauptsächlich von der myokardialen Komponente bestimmt. Der flachere Verlauf des Koronarwiderstandes beim Flimmern beweist, daß die aktive Spannung des flimmernden Ventrikels die Übertragung des Drucks im Ventrikel auf die Herzwand stark abschwächt, wodurch sich die Perfusionsbedingungen der Mittel- und Außenschichten verbessern

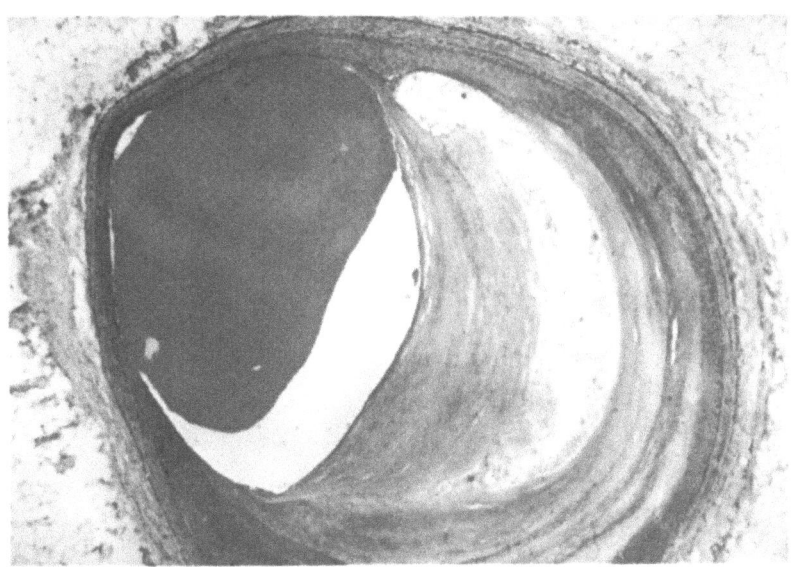

Abb. 7. Koronararterie eines menschlichen Herzens mit einer exzentrischen Stenose und einem noch weitgehend normalen Wandanteil. Fibröse Deckplatte unterschiedlicher Dicke über einem Atherom

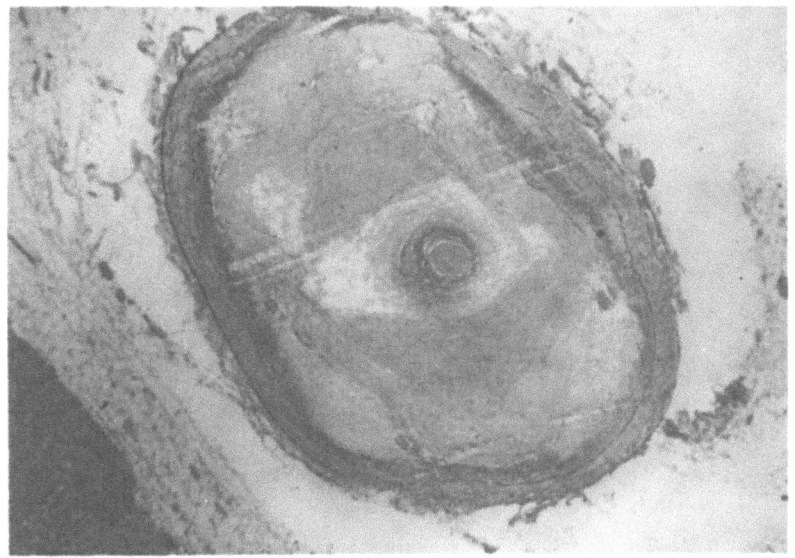

Abb. 8. Konzentrische Stenose einer menschlichen Koronararterie. Das kleine Restlumen ist allseits von Bindegewebe umgeben

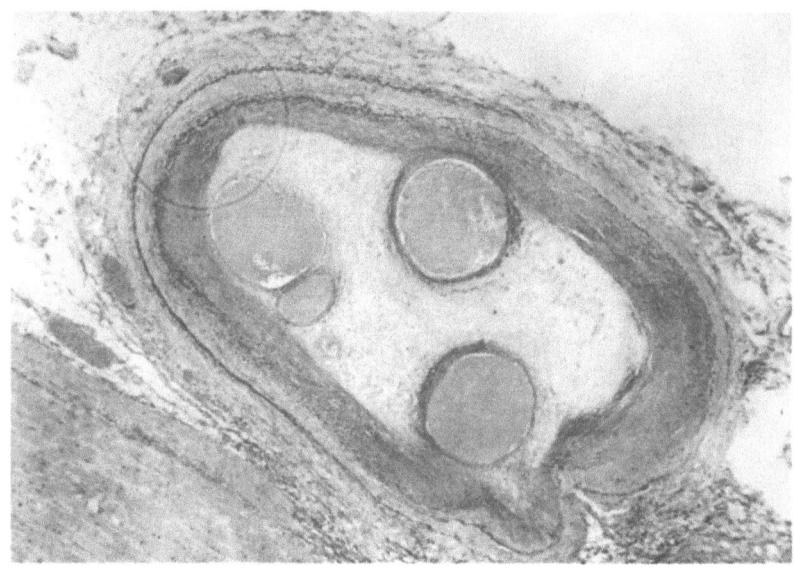

Abb. 9. Rekanalisierter Koronarverschluß einer menschlichen Koronararterie. Im verlegten Lumen der Arterie (vermutlich durch Thrombose) haben sich 4 kleine Gefäße gebildet, die einen Stenose-Effekt bewirken

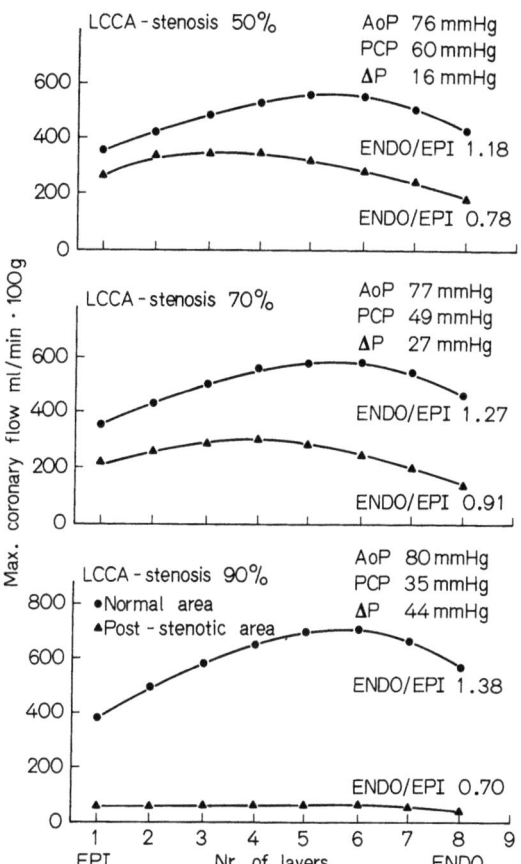

Abb. 10. Einfluß von 3 Stenosegraden (50, 70 und 90% Lumeneinengung) auf die Durchblutungsverteilung über die linksventrikuläre Wand bei einem leerschlagenden Hundeherzen in maximaler Koronardilatation. Die Gesamtdurchblutung des von der Stenose abhängigen Myokards nimmt mit zunehmendem Stenosegrad ab, besonders stark ist diese Abnahme im subendokardialen Gebiet

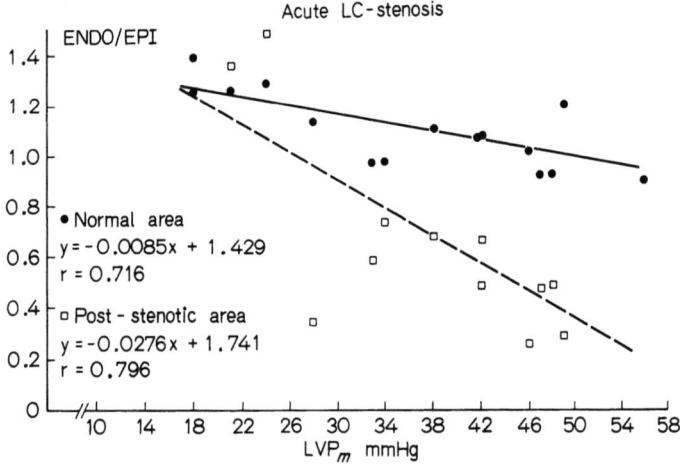

Abb. 11. Abhängigkeit des Verhältnisses von endokardialer zu epikardialer Durchblutung vom aktiv erzeugten mittleren linksventrikulären Druck. Das *Endo/Epi*-Verhältnis nimmt im stenosierten Gebiet stärker ab als im normal-versorgten Gebiet

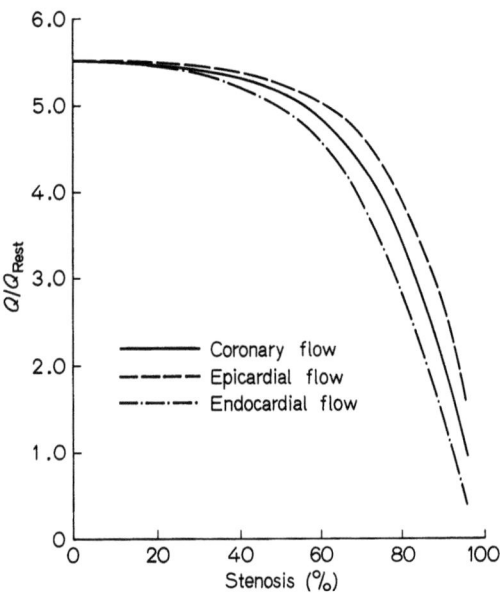

Abb. 12. Abfall der Koronarreserve mit zunehmendem Stenosegrad. Die Erschöpfung der Koronarreserve ($\bar{Q}/\bar{Q}$ Rest $= 1$) ist für das Subendokard bei geringeren Stenosegraden erreicht als für das Subepikard

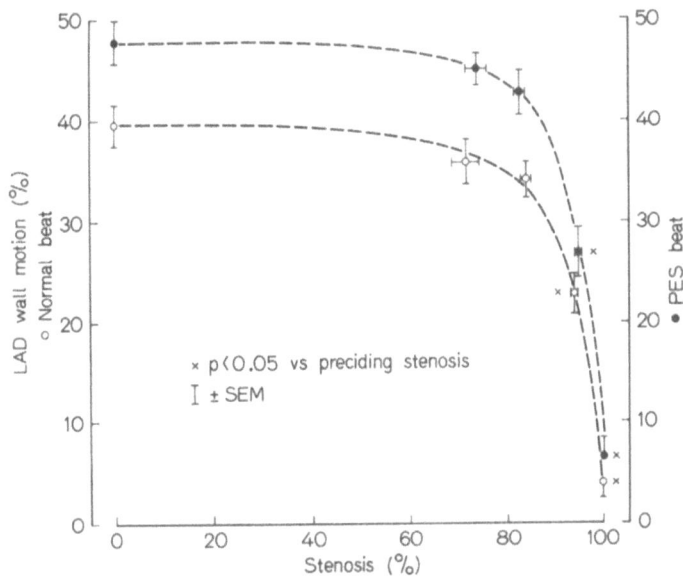

Abb. 13. Die Abhängigkeit der linksventrikulären Wandbeweglichkeit im Ventrikulogramm vom Stenosegrad. Signifikante Einschränkungen der Wandbeweglichkeit erst bei 90% Stenose [3]

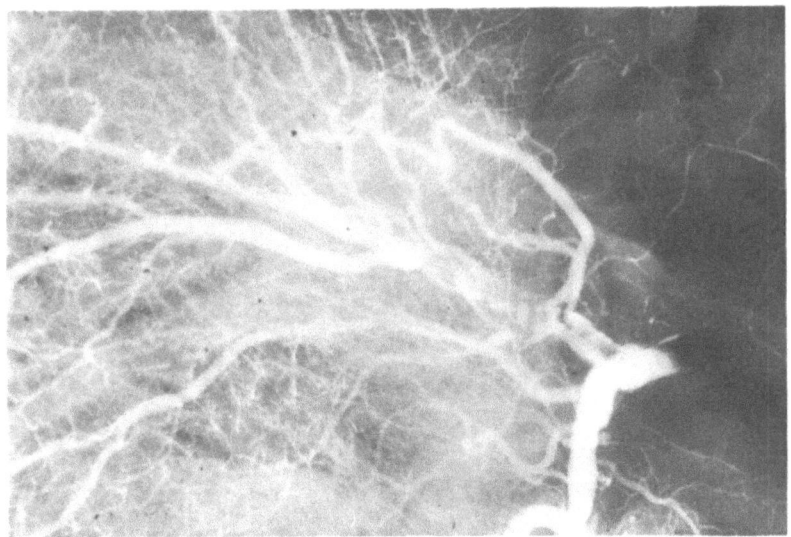

Abb. 14. Postmortales Arteriogramm eines Patienten, der nicht an einer Herzkrankheit gestorben ist. Zufallsbefund eines kompletten LAD-Verschlusses, der durch ein großes und viele kleine Kollateralgefäße kompensiert wurde, mit guter distaler Füllung und ohne histologisch nachweisbaren Infarkt

Wertigkeit klinischer Befunde und nicht-invasiver Methoden in der Diagnostik der koronaren Herzkrankheit

R. Spiel und W. Enenkel

1. Vorbemerkungen

Bei der koronaren Herzkrankheit handelt es sich um eine Erkrankung der Gefäße des Herzens. Die wesentlichen Auswirkungen sind jedoch myokardial. Das klinische Bild der Erkrankung ist keineswegs einheitlich.
Als Hauptmanifestationsformen der Krankheit gelten Angina pectoris, Myokardinfarkt und plötzlicher Herztod.
Bis vor 15 Jahren war die Behandlung dieser Erkrankung immer konservativ. Diätetische, physikalische und medikamentöse Maßnahmen wurden eingesetzt.
Seit über 10 Jahren steht auch eine chirurgische Therapie zur Verfügung, und seither ist vieles wiederum in Fluß geraten.
Der praktizierende Arzt weiß von dieser Therapiemöglichkeit, doch ist der Weg vom ersten Brustschmerz bis zur aortokoronaren Venenbypassoperation auch heute noch recht weit.

2. Anmerkungen zur Statistik der koronaren Herzkrankheit

Die Angina pectoris ist der subjektive Indikator eines regionalen myokardialen Sauerstoffmangels. Gering bis mittelgradige Verengungen der Herzkranzgefäße sind jedoch strömungsdynamisch nicht wirksam. Sie geben sich weder subjektiv noch objektiv zu erkennen.
Wie aus Ergebnissen der Heidelberger „Infarktregisterstudie" hervorgeht, hatten fast 40% der Patienten vor ihrem Herzinfarkt keinerlei Symptome. Der Infarkt ist also häufig die Erstmanifestation der Erkrankung [10].
Vedin [14] aus Göteborg konnte zeigen, daß sehr viele Patienten mit akutem Herzinfarkt versterben, bevor sie das Spital erreichen; in den allermeisten Fällen an einem plötzlichen Herztod.
Eine nicht-invasive Frühdiagnostik der koronaren Herzerkrankung ist deshalb illusorisch. 9 von 10 Patienten mit typischer Angina pectoris ha-

ben im Koronarogramm bereits signifikante Stenosen der großen extramuralen Gefäße.
In Abb. 1 sieht man die Sterblichkeitsziffern durch kardiovaskuläre Erkrankungen. Die Zahl der Todesfälle steigt Jahr für Jahr weiter an und hat in der Bundesrepublik Deutschland schon die 100 000 Marke überschritten. Es sterben also in der Bundesrepublik Deutschland jährlich über 120 000 Menschen den Tod durch koronare Herzkrankheit.
Das Problem, das hier besprochen werden soll, ist daher kein Problem von Spezialkliniken, hochspezialisierten Ärzten und aufwendigen Geräten, sondern ein Problem der täglichen Praxis. Nur durch den anamnestischen Spürsinn des Arztes in der Sprechstunde kann es gelingen, den Kreis der Verdächtigen und Gefährdeten so einzugrenzen, daß die nachfolgenden teuren und invasiven Untersuchungen rationell und sinnvoll eingesetzt werden.

3. Wertigkeit der Anamnese

Wie informativ ist die *Anamnese* im Hinblick auf die Diagnose einer Koronarerkrankung?
Bachmann [1] zeigte 1975 sehr anschaulich (Abb. 2), daß die Anamnese immer einen Kompromiß darstellen muß: Steckt man den Rahmen sehr eng und akzeptiert z. B. nur einen Status anginosus als diagnostisch − hinsichtlich einer koronaren Herzerkrankung −, so ist eine hohe Spezifität zu erwarten, aber der Prozentsatz der nicht erfaßten Koronarerkrankten wird unvertretbar hoch liegen. Je großzügiger die Schmerzdefinition gehandhabt wird − wenn also zum Beispiel auch ein belastungsunabhängiger Brustschmerz als verdächtig aufgefaßt wird −, desto größer ist die Zahl der erfaßten Koronarkranken − allerdings um den Preis eines sehr hohen Prozentsatzes falsch positiver Befunde. Es muß bei einer solchen Auslegung der Schmerzdefinition Aufgabe der nachfolgenden Untersuchungen sein, die Koronargesunden zu identifizieren.
Natürlich spielen bei der Anamnese auch *andere Faktoren* eine Rolle. Einerseits kann z. B. der Wunsch des Patienten nach einem Kuraufenthalt oder ein Rentenbegehren dazu verleiten, Symptome verstärkt zu schildern. Auf der anderen Seite ist die Dissimulation gerade bei Koronarkranken häufig, wobei ebenfalls soziale Gründe, wie z. B. die Sorge um den Arbeitsplatz, eine Rolle spielen mögen.
Als Suchmethode ist und bleibt die Anamnese jedoch trotz aller Einschränkungen unersetzlich.

4. Wertigkeit der körperlichen Untersuchung

Die *körperliche Untersuchung* ist für die Diagnose einer Koronarinsuffizienz wenig ergiebig, sie kann jedoch den Hintergrund der Koronarkrankheit als vaskuläre Krankheit aufdecken. Eine arterielle Hypertonie, Adipositas, abgeschwächte oder fehlende Extremitätenpulse, Augenhintergrundsveränderungen, wie bei diabetischer Mikro- oder Makroangiopathie, Herzrhythmusstörungen, Zeichen einer Herzinsuffizienz ohne Hinweise für einen Klappenfehler werden das Augenmerk des Arztes sicher in Richtung koronare Herzkrankheit lenken.

5. Wertigkeit des Ruhe-Elektrokardiogramms

Die Ruhe-Elektrokardiographie bringt in einem hohen Prozentsatz bei Patienten mit Belastungsangina keine Abweichung vom Normalbefund. Das normale Ruhe-EKG hilft also nicht weiter, eine koronare Herzkrankheit auszuschließen.
In Tabelle 1 ist die Häufigkeit eines pathologischen Ruhe-EKGs im Vergleich zum Gefäßbefall zu sehen. Aufgetragen ist der Prozentsatz von EKG mit pathologisch veränderten ST-Strecken. Selbst bei Drei-Gefäßerkrankungen liegt die Zahl der EKG ohne solche Veränderungen in Ruhe bei 40%. Bei geringer gradigen Läsionen, also bei Ein- oder Zweigefäßerkrankungen, werden gar 80–90% der Erkrankten durch das Ruhe-EKG nicht erfaßt. Sogar bei einem Befall des Hauptstammes der linken Kranzarterie haben nur ca. 30% der Untersuchten pathologische ST-Streckenveränderungen im Ruhe-EKG. Dies zeigt also wieder, daß das Ruhe-EKG nur wenig zur Diagnose einer koronaren Herzkrankheit beizutragen vermag.

6. Wertigkeit des Speicher-EKG

Manchmal gelingt es jedoch durch *Langzeit-Speicheraufnahmen*, unklare Schmerzanfälle abzuklären. Bei der Bilderserie einer Bandspeicher-

Tabelle 1. Häufigkeit eines pathologischen Ruhe-EKGs bei verschiedenem Koronargefäßbefall [8]

	1	2	3	Li Hauptstamm
Ruhe-EKG (pathol. (%))	12	10,5	62,5	28,5

Aus C. Gunnar Blomquist, F. Andrew Gaffney, James M. Atkins et al.: Acta Medica Scandinaviae, Suppl. **6/5**, 51–61 (1977)

aufnahme (Abb. 3 a – f) handelte es sich um die Aufzeichnung bei einem Patienten, der seit einigen Monaten unter nächtlichen Attacken, zeitweise an Schmerzen, aber vor allem unter, wie er sagte, „Alpträumen" litt.
All diese EKG-Veränderungen ereigneten sich innerhalb weniger Minuten während eines solchen „Alptraums".
Die Methode, mit tragbaren Geräten das EKG über einige Stunden aufzuzeichnen und dann im Zeitraffer analysieren zu können, wird immer bedeutungsvoller, wenn es darum geht, unklare Anfälle oder Rhythmusstörungen abzuklären, oder auch die Indikation zu einer Schrittmacherbehandlung zu untermauern. Zu denken ist an den recht häufigen Fall, daß gerade bei alten Menschen mit koronarer Herzkrankheit erst im Schlaf extreme Bradykardien beobachtet werden können, die dann eine kritische zerebrale Minderdurchblutung bewirken.
Der Wert des EKGs in der Diagnose des akuten Myokardinfarkts ist unbestritten, ich will hier nicht näher darauf eingehen.

7. Wertigkeit des Belastungselektrokardiogramms

Das *EKG während körperlicher Belastung* zielt darauf ab, solche Veränderungen zu provozieren, die als möglichst spezifisch für eine Myokardischämie sind, also als Zeichen einer koronaren Herzkrankheit gelten dürfen. Es sind dies vor allem Veränderungen der ST-Strecke, also ST-Strecken-Senkungen und ST-Strecken-Hebungen. Negative U-Wellen, das Auftreten eines Schenkelblocks, gehäufte ventrikuläre Extrasystolen, höhergradige AV-Blockierungen, pathologische Tachykardien oder Bradykardien treten sicherlich beim Koronarpatienten gehäuft auf, dennoch dürfen sie *nicht als spezifisch* für eine koronare Herzkrankheit aufgefaßt werden. Diese Zeichen sind unspezifische Abnormitäten des Belastungs-EKGs, die einer genaueren Abklärung bedürfen.
Es ist somit allein eine Senkung der ST-Strecke für eine Ischämie spezifisch. In der Abb. 4 sind die verschiedenen Formen der ST-Streckenveränderungen während körperlicher Belastung dargestellt.
Die beiden Formen links oben sind als normal zu bezeichnen. ST-Strecken-Veränderungen der unteren Reihe, d. h., wenn die ST-Strecke 0,1 mV unter die Isoelektrische gesenkt ist und horizontal oder deszendierend verläuft, oder ST-Streckenhebungen sind sicher pathologisch.
Ellestad u. Wan [3], aber auch andere Autoren, haben auf die Problematik der EKG-Veränderungen, die rechts oben dargestellt sind, hingewiesen. Diese Autoren konnten zeigen, daß Patienten mit dieser sog. „*langsam aszendierenden*" Form der ST-Streckensenkung eine ähnlich

schlechte Prognose haben wie Patienten mit horizontaler ST-Streckensenkung, und eine signifikant schlechtere als Patienten mit normalem Belastungs-EKG. Man muß also akzeptieren, daß zwischen eindeutig pathologisch und sicher normal eine Grauzone der Unsicherheit besteht. Welche Belastungsform angewandt wird, ob Kletterstufe, das Laufbandergometer oder das Fahrradergometer, ist im Prinzip belanglos. Jede dieser Methoden hat ihre Vor- und Nachteile. Viel entscheidender ist jedoch, daß reproduzierbar, also standardisiert, und ausreichend belastet wird.

Es sollte durch die Belastung eine Herzfrequenz von 90% der altersentsprechenden Maximalfrequenz angestrebt werden. Selbstverständlich gibt es international festgelegte Kriterien, wann ein *Abbruch der Untersuchung* zu erfolgen hat, um die Sicherheit der Probanden zu gewährleisten. Es sind dies eine schwere progrediente Angina pectoris-Symptomatik, zunehmende ST-Streckensenkungen von über 0,2 mV, zunehmende Herzrhythmusstörungen, Herzleitungsstörungen, Schenkelblockbilder, ein arterieller Blutdruckanstieg über 260 mmHg, ein Abfall des arteriellen Blutdrucks, Koordinationsstörungen infolge zerebraler Mangeldurchblutung, Blässe, kalter Schweiß.

Hält man sich an diese Kriterien, dann hat diese Untersuchungsmethode ein sehr geringes Risiko. Aus einer großen Sammelstatistik aus 73 Zentren geht hervor, daß bei 170 000 Untersuchungen eine Mortalität von einem Zehntel Promille beobachtet wurde. Es ereignete sich also 1 tödlicher Zwischenfall auf ca. 10 000 Untersuchungen. Wichtig erscheint jedoch, daß im Hinblick auf die Mortalität kein Zusammenhang mit Art und Schwere der Belastung nachgewiesen werden konnte [12]. Als Kontraindikationen gegen eine Belastungsuntersuchung sollten eine instabile Angina pectoris, ein rezenter Myokardinfarkt innerhalb der letzten 2–3 Monate, eine schwere, unbehandelte arterielle Hypertonie, eine Stauungsherzinsuffizienz, eine schwere Aortenstenose, höhergradige AV-Blockierungen und rezente Lungenembolien angesehen werden.

Den Wert des Belastungs-EKG kann man auf zweierlei Art beurteilen. Entweder *epidemiologisch,* indem man die Prognose der Patienten mit normalen oder pathologischen Belastungsuntersuchungen nachuntersucht, oder im *Vergleich zur Koronaranatomie*.

Die ersten epidemiologischen Untersuchungen stammen von Robb u. Marks [11] und Mattingly [8]. Danach kamen viele Untersuchungen, die ebenfalls zeigten, daß ein pathologisches Belastungs-EKG eindeutig mit einem erhöhten Risiko einer klinischen Manifestation der koronaren Herzkrankheit verbunden ist.

Aus einer Publikation von Stuart und Ellestad [13] geht die Zahl an *Koronarereignissen* während eines Beobachtungszeitraumes von 6 Jahren hervor (Abb. 5). Als Koronarereignis wurde ein kardialer Todesfall, ein akuter Myokardinfarkt und das Neuauftreten oder Fortschreiten einer Angina pectoris bezeichnet. Es läßt sich erkennen, daß die Patienten mit deszendierenden ST-Streckensenkungen die eindeutig schlechteste Prognose haben. Bei ihnen lag die jährliche Rate von solchen Koronarereignissen bei *13%*. Die Mortalität lag in dieser Gruppe bei *5%*/Jahr. Wesentlich geringer war die jährliche Inzidenz koronarer Ereignisse bei Patienten mit horizontalen ST-Streckensenkungen, und relativ selten waren Manifestationen einer Koronarerkrankung bei Patienten mit einem normalen Belastungs-EKG, nämlich nur 1,8 pro Jahr [13].

Der zweiten Möglichkeit – nämlich das Belastungs-EKG mit der Koronaranatomie zu vergleichen – wurde ebenfalls von mehreren Autoren nachgegangen. Tabelle 2 zeigt eine Zusammenstellung der Ergebnisse dieser Untersuchungen. Als *Sensitivität* ist der Prozentsatz von Patienten mit Koronarstenosen im Angiogramm gemeint, die auch eine positive Belastungsuntersuchung aufwiesen. Sie schwankte bei diesen Autoren zwischen 54 und 80%. Die *positive Korrektheit* ist der Prozentsatz von Patienten mit positiver Belastungsuntersuchung, die auch signifikante Koronarstenosen im Koronarogramm aufweisen. Sie lag bei all diesen Autoren durchwegs um die 90% und sogar darüber [4, 6, 9, 10]. Als Gründe für die relativ niedrige Sensitivität können angenommen werden:

1. Koronarstenosen können nicht mit Myokardischämie gleichgesetzt werden.
2. Veränderungen des Belastungs-EKG können auch durch andere Faktoren als der Arteriosklerose der Koronargefäße verursacht werden.

Tabelle 2. Korrelation zwischen Belastungs-EKG und Koronarangiographie bei symptomatischen Patienten [9]

Autor	Zahl (Pat.)	Sensitivität (%)	Positive Korrektheit (%)
Mason (1967)	84	78	89
Kassebaum (1968)	68	54	97
Roitman (1970)	46	80	88
Ascoop (1971)	96	59	94
Martin (1972)	100	62	89
Kelemen (1973)	74	54	96
Bartel (1974)	650	65	92
Froelicher (1976)	52	77	–
Goldschlager (1976)	330	64	93

3. Das Ausmaß der Koronarstenosen, welches strömungsdynamisch als signifikant bezeichnet werden muß, ist nicht sicher festgelegt.

Es gibt jedoch eindeutige Zusammenhänge zwischen der Zahl der befallenen Gefäße und dem Prozentsatz von pathologischen Belastungsuntersuchungen (Abb. 6).

Bei allen Autoren zeigte sich mit steigendem Gefäßbefall auch eine Häufigkeitszunahme der typisch ischämischen ST-Streckenveränderungen während der Belastungsuntersuchung. Es besteht also eine wesentlich geringere Wahrscheinlichkeit, durch das Belastungs-EKG eine Mehrgefäß- als eine Eingefäßerkrankung zu übersehen.

Andere, nicht-invasive Möglichkeiten der Diagnostik sind *pharmakologische* Ischämieprovokationen, z. B. durch Injektion von Dipyridamol. Dieser Persantintest hat jedoch bisher noch nicht soweit Verbreitung gefunden wie die Belastungs-Elektrokardiographie. Einer der Gründe dafür könnte sein, daß auch dann, wenn nach Injektion von 0,5 mg Persantin kg/Körpergewicht eine Angina pectoris ausgelöst werden kann, nur in einem Drittel der Fälle EKG-Veränderungen nachweisbar sind.

8. Wertigkeit der Röntgen-Thoraxaufnahme

Die *Thorax-Röntgenuntersuchung* hat als Routinemethode eine nur geringe Bedeutung für die Diagnose eines Koronarleidens. Nur in weniger als der Hälfte der Fälle von Herzwandaneurysmen können diese durch eine Thorax-Übersichtsaufnahme und Durchleuchtung aufgedeckt werden. Verwendet man zur Durchleuchtung jedoch hochauflösende Bildverstärker, können nach Angaben von Bachmann in 30% der Koronarkranken *Verkalkungen der Herzkranzgefäße* nachgewiesen werden. Bei über 80% bedeutete dieser Durchleuchtungsbefund auch eine hochgradig stenosierende Koronarstenose im Koronarogramm [1].

9. Wertigkeit der nuklearmedizinischen Untersuchung

Die *nuklearmedizinischen Untersuchungen* können uns in der Diagnostik wesentlich weiter helfen. Nach einer intravenösen Injektion von Thallium 201 kommt es im minderperfundierten Gebiet zu einer verminderten Speicherung des Radionuklids. Dies kann durch ein entsprechendes szintigraphisches Impulsmuster dann dargestellt werden (Abb. 7). Verwendet man Technetium-Pyrophosphat als Isotop, reichert sich dieses im akut infarzierten Infarktareal an, vorausgesetzt, eine Restperfusion des Infarktes ist noch vorhanden. Die frühesten positiven Ergebnisse sind 12 – 24 h nach Beginn der klinischen Symptomatik zu erwarten.

10. Wertigkeit der Echokardiographie

Die letzte, nicht-invasive Methode zur Diagnose einer koronaren Herzkrankheit ist die *Echokardiographie* (Abb. 8). Auch sie hat in den letzten Jahren wesentlich an Bedeutung gewonnen. Man kann mit ihr ohne weiteres Ventrikelwanddistanzen und Ventrikelwanddickenbestimmungen durchführen. Dabei lassen sich bei Koronarkranken ischämiebedingte Störungen im Kontraktionsablauf der linken Herzkammer nachweisen, auch wenn z. B. die globale Pumpfunktion noch normal ist.

Autenrieth entwickelte eine Provokationsmethode, bei der durch isometrische Belastung und gleichzeitige Erhöhung der Nachlast mittels Angiotensioninfusion eine starke Erhöhung der äußeren Herzarbeit erreicht wird. Er konnte zeigen, daß durch diese Maßnahmen beim Koronarkranken die Kontraktionsamplitude von Hinterwand und Ventrikelseptum wesentlich stärker vermindert wird als bei Normalpersonen.

Durch diese genaue Beurteilung von Ventrikelwandbewegung und damit auch Beurteilung der Ventrikelfunktion kann die myokardiale Störung wesentlich differenzierter beurteilt werden als mit den herkömmlichen globalen Funktionstesten, wie z. B. der Ergometrie.

11. Zusammenfassende Wertungen

Will man nun eine *Wertung* all dieser Untersuchungsmöglichkeiten vornehmen, muß die Anamnese an erster Stelle verbleiben. Durch geschickte Fragestellung, die zum Teil schon auf manchen der erhältlichen Fragebögen verwirklicht ist, werden Verdachtsmomente erhärtet, oder auch widerlegt.

Die Anamnese sollte jedoch relativ weit gefaßt sein, um die Zahl der Patienten, die fälschlicherweise von weiteren Untersuchungen ausgeklammert werden, möglichst klein zu halten. Alle verdächtigen Patienten sollten unbedingt unter den entsprechenden Sicherheitsvorkehrungen maximal oder nahezu maximal symptomlimitiert belastet werden. Der positive Belastungstest hat eine hohe Spezifität, der negative schließt eine Koronarerkrankung nicht aus, macht jedoch eine Mehrgefäßerkrankung unwahrscheinlich. Isotopenuntersuchungen leisten prinzipiell nicht mehr als die Belastungselektrokardiographie, können jedoch auch dann noch eingesetzt werden, wenn es beim Belastungs-EKG Schwierigkeiten in der Interpretation gibt, wie z. B. beim Schenkelblock- und Hypertrophie-EKG, bei pathologischen ST-Streckenveränderungen in Ruhe und isolierten T-Wellenveränderungen in Ruhe. Auch beim asymptomatischen Patienten, der ein positives Belastungs-EKG aufweist, sollte zunächst eine Kontrolle durch eine Thalliumszintigraphie erfolgen. Gerade asymptomatische Patienten haben eine unverhältnismäßig hohe Quote falsch positiver Untersuchungen in der Ergometrie. Die Echokardiographie ist kein Werkzeug zur qualitativen Diagnosefindung. Sie ist jedoch eine sehr subtile Methode zur Beurteilung der Beeinträchtigung der Ventrikelfunktion durch eine koronare Herzerkrankung.

Koronargefäßverkalkungen in der Durchleuchtung sind in einem hohen Prozentsatz mit Koronarstenosen verbunden, können aber nur bei einem Drittel der Koronarkranken nachgewiesen werden.

Literatur

1. Bachmann K (1975) Koronare Herzkrankheit – Grenzen der diagnostischen Möglichkeiten. Verh Dtsch Ges Kreislaufforsch 41:66–73
2. Bartel AG, Behar US, Peter RH, Orgain ES, Kong Y (1974) Graded exercise stress tests in angiographically documented coronary artery disease. Circulation 49:348
3. Ellestad MH, Wan MKC (1975) Predictive implications of stress testing. Circulation 51:363
4. Goldschlager N, Selzer A, Cohn K (1976) Treadmill stress tests as indicators of presence and severity of coronary disease. Ann Intern Med 85:277
5. Jobst Ch, Dittel M, Kiss E, Nobis H, Prachar H, Spiel R, Enenkel W (1977) Zum Vergleich hämodynamischer und echokardiographischer Messungen beim akuten Myokardinfarkt. In: Ultraschalldiagnostik. Gemeinsame Tagung der dtsch.-sprachigen Gesellschaften f. med. Ultraschalldiagnostik. Wien, Dezember 1977. Kratochwil A, Reinold E (Hrsg), S 326. Thieme, Stuttgart
6. Kaplan MA, Harris CN, Aravow WS, Parker DP, Ellestad MM (1973) Inability of the submaximal stress test to predict the location of coronary artery disease. Circulation 47:250
7. Martin CM, McConabay DR (1972) Maximal exercise electrocardiography correlations with coronary arteriography and cardiac dynamics. Circulation 46:956
8. Mattingly JW (1962) The post exercise electrocardiogram: Its value in the diagnosis and prognosis of coronary arterial disease. Am J Cardiol 9:395
9. McHenry PL, Phillips JF, Knobel SG (1972) Correlation of computer-quantified treadmill exercise electrocardiogram with arteriographic location of coronary artery disease. Am J Cardiol 30:747
10. Nüssel E, Rhomberg HP (1974) Heidelberger Infarkt-Register Studie. Z Inn Med 3:162
11. Robb GP, Marks HH (1967) Post exercise electrocardiogram in arteriosclerotic heart disease. JAMA 200:918
12. Rochmis P, Blackburn H (1971) Exercise tests: A survey of procedures, safety and ligation experience in approximately 170.000 tests. JAMA 217:1061
13. Stuart RJ, Ellestad MH (1976) Upsloping ST-segments in exercise stress testing. Am J Cardiol 37:19–22
14. Vedin JA, Wilhelmsson C, Elmfeldt D, Wilhelmsen L, Werko L (1973) Sudden death: Identification of high risk groups. Am Heart J 124

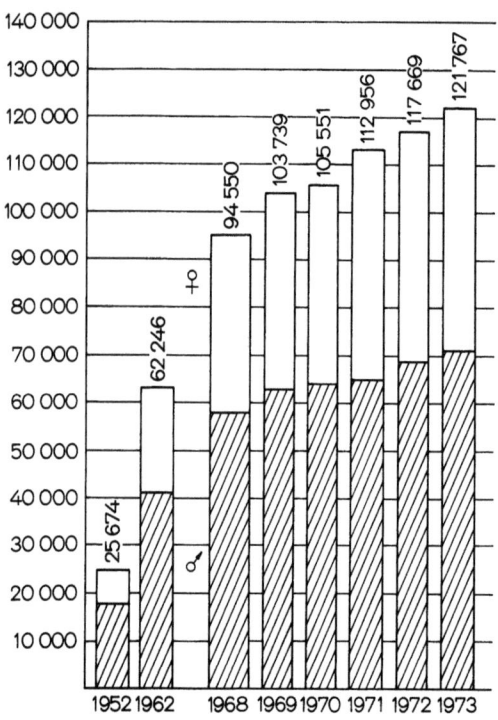

Abb. 1. Todesfälle durch Koronare Herzkrankheit in der BRD (1952–1973) [10]

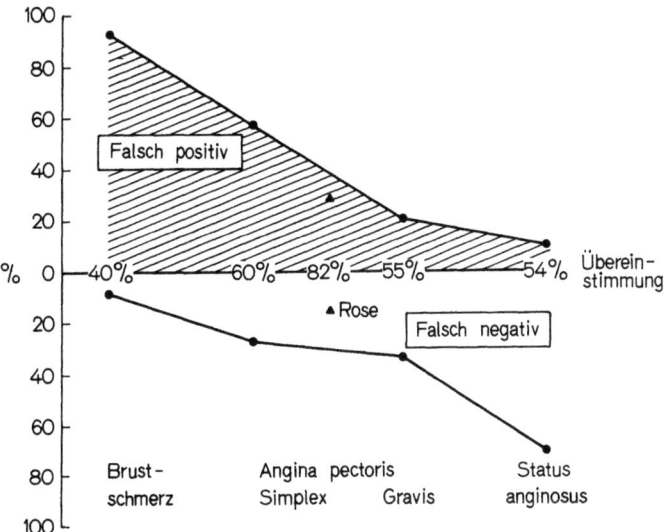

Abb. 2. Wertigkeit der Anamnese zur Diagnose der Koronaren Herzkrankheit. Wird nur ein Status anginosus als diagnostisch aufgefaßt, gibt es nur wenige falsch positive Resultate, viele Koronarkranke werden jedoch nicht erfaßt. Wird jeder Brustschmerz als Koronare Herzkrankheit angesehen, werden viel weniger Kranke übersehen, jedoch sehr viele Koronargesunde miterfaßt [1]

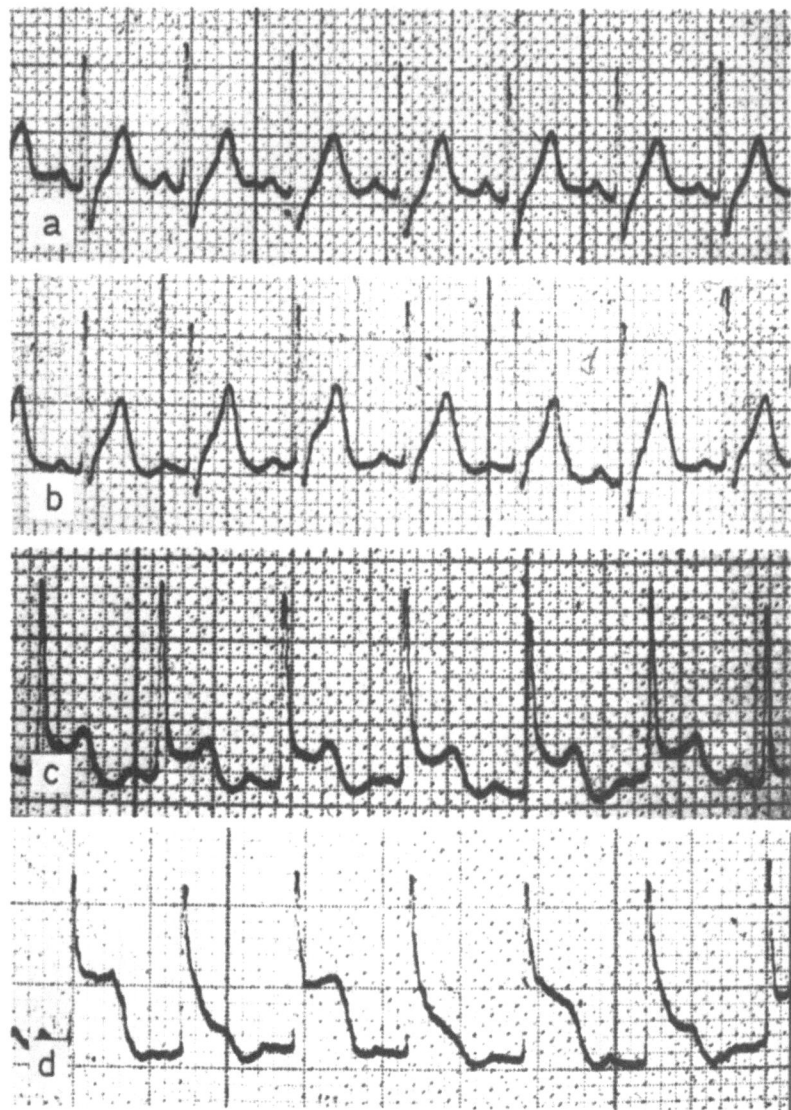

Abb. 3a – f. EKG-Bandspeicheraufzeichnungen eines Patienten mit nächtlichen „Alpträumen", aber auch nächtlichen Thoraxschmerzen. Ablauf in wenigen Minuten: **a** unauffälliges Ausgangs-EKG, **b** kurz danach geringgradige und **c** hochgradige ST-Streckenhebung, **d** monophasische Deformierung des ST-Segments, **e** Ausbildung eines Schenkelblockbildes, **f** QRS-Breite wiederum normal, jedoch deutliche Ischämiezeichen

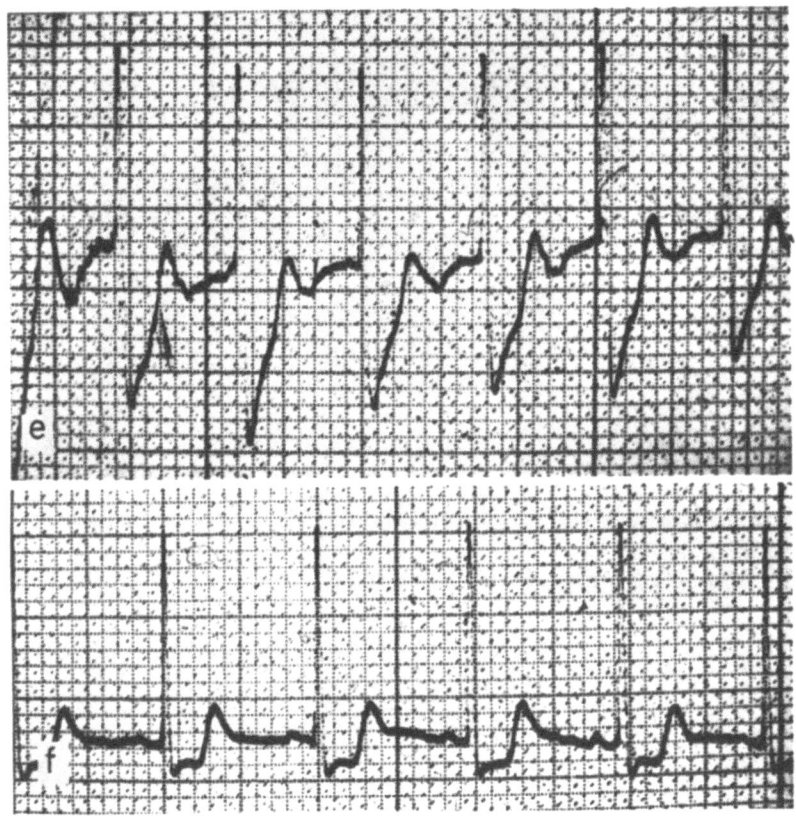

Abb. 3e, f

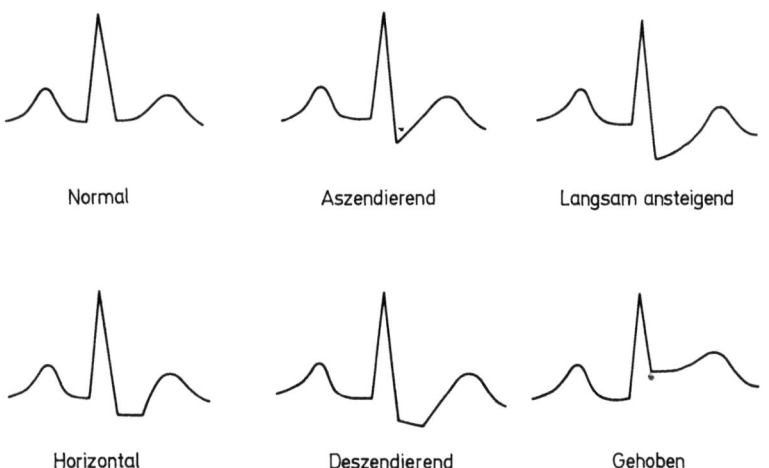

Abb. 4. Schematische Darstellung verschiedener ST-Streckenveränderungen während körperlicher Belastung [9]

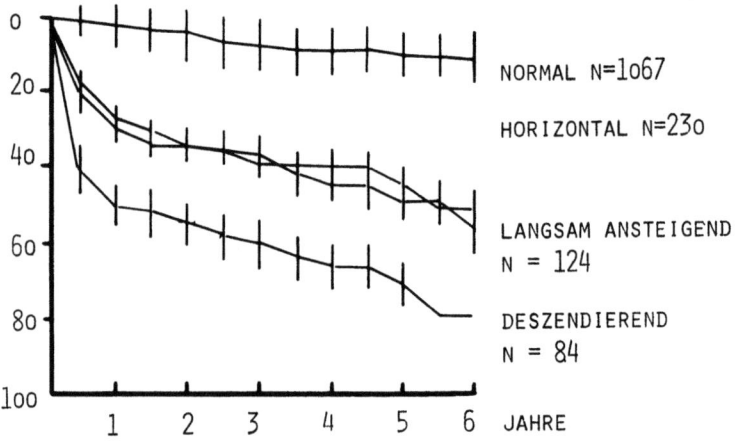

Abb. 5. Häufigkeit von sog. Koronarereignissen (kardialer Todesfall, akuter Herzinfarkt, neuentstandene oder progrediente Angina pectoris) in Abhängigkeit vom Belastungs-EKG [13]

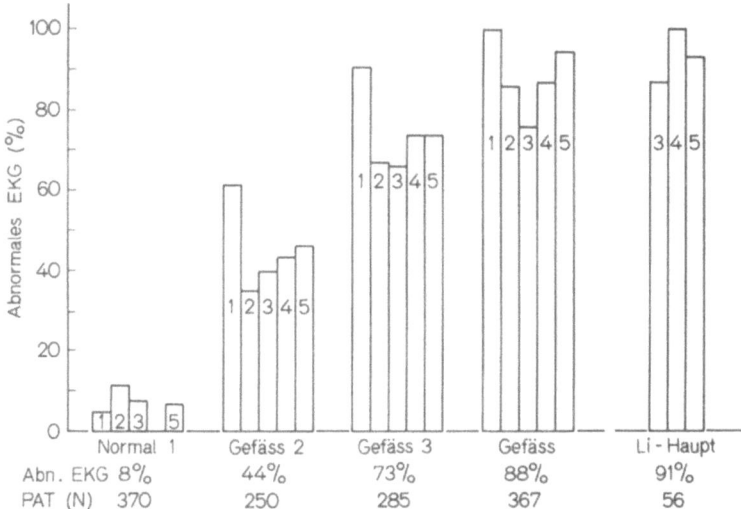

Abb. 6. Häufigkeit eines pathologischen Belastungstests in Abhängigkeit vom Ausmaß des Gefäßbefalls. Es wurden die Ergebnisse von 5 verschiedenen Autoren [2, 4, 6, 7, 9] in einer Abbildung aufgetragen. Mit steigendem Gefäßbefall steigt auch der Prozentsatz pathologischer Belastungsuntersuchungen eindeutig an. *1* [9]; *2* [7]; *3* [2]; *4* [6]; *5* [4]

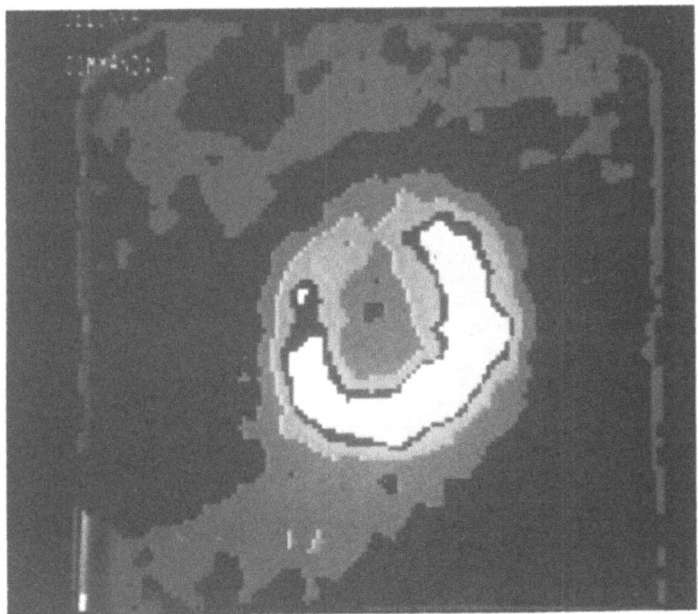

Abb. 7. Normales Thallium 201-Szintigramm des Herzens. Die Zonen hoher Aktivität sind hell (Myokard), die Zonen geringer Aktivität dunkel dargestellt. (Die Abbildung verdanken wir Herrn Doz. Dr. Ogris, Isotopeninstitut KH Lainz, Wien)

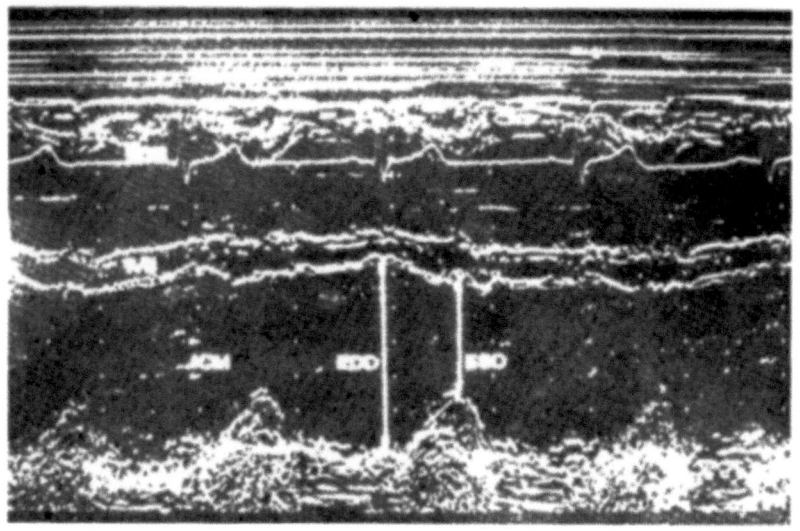

Abb. 8. Echokardiogramm knapp unterhalb der Mitralklappenspitzen. Dargestellt sind die enddiastolischen und endsystolischen Durchmesser des linken Ventrikels, aus denen weitere Kontraktilitäts- und hämodynamische Parameter errechnet werden können [5]

Bedeutung der Notfallangiographie

O. E. Durst, A. Weikl und E. Lang

1. Einführung

Die Koronarangiographie steht grundsätzlich am Ende eines differenzierten und − im Hinblick auf technisch-personellen Aufwand, Risiko für den Patienten und damit auf die Verhältnismäßigkeit des Untersuchungsverfahrens − wohldurchdachten diagnostischen Stufenprogrammes. Das diagnostische Konzept sollte nur dann durchbrochen werden, wenn die Dringlichkeit der Situation eine Abweichung erforderlich macht. Dies ist dann der Fall, wenn der Patient in der Anamnese anginöse Schmerzen angibt, die hinsichtlich Häufigkeit, Intensität und Dauer rasch zunehmen, bereits in Ruhe auftreten und im Anfall elektrokardiographische Veränderungen, wie ST-Senkungen oder ST-Hebungen, aufweisen. Das heißt, wenn eine Crescendo-Angina, eine Präinfarkt-Angina, ein Status anginosus, ein Intermediärsyndrom oder eine instabile Angina pectoris auftreten. Diese verschiedenen klinischen Begriffe sind zwar teilweise unterschiedlich definiert worden, werden aber vorwiegend synonym gebraucht. Sehr oft spricht die intensive Schmerzsymptomatik nicht oder nur unbefriedigend auf die Behandlung mit Nitraten an. Bei einem Teil der Patienten geht die Angina pectoris mit einer Dyspnoe oder mit synkopalen Anfällen einher. Diese Symptomatik ist als besonders ernst anzusehen und gilt als prognostisch ungünstig [1, 2, 3].

2. Eigene Untersuchungen und Erfahrungen

Unter der Indikation koronare Herzerkrankung haben wir im Zeitraum von 1974 bis März 1979 1 976 Patienten angiographiert. Bei 81 Patienten wurde aufgrund der subjektiven Beschwerden und des objektiven Befundes eine sog. Notfallkatheterisierung durchgeführt. Dies entspricht einem Prozentsatz von 4,1% der koronarerkrankten Patienten (Tabelle 1). Bei 74 Patienten bestand das klinische Bild der instabilen Angina pectoris, das der aufgezeigten Definition entsprach (Tabelle 2). Bei allen Patienten wurde vor der invasiven Diagnostik ein Therapieversuch mit

Tabelle 1. Anzahl der Notfallangiographien (1974 – 1. 3. 1979)

1976 Patienten mit KHE
81 Notfallangiographien = 4,1%

Tabelle 2. Indikationen zur Notfallangiographie

Notfallangiographie erfolgte wegen
1. Instabiler Angina pectoris
   74 Patienten
2. Infarktkomplikationen
   7 Patienten
   a) Ventrikelseptumruptur
      2 Patienten
   b) Papillarmuskelausriß
      2 Patienten
   c) Bedrohliche Rhythmusstörungen bei Aneurysma
      2 Patienten
   d) Globale kardiale Dekompensation
      1 Patient

Nitrodauertropf-Infusionen vorgenommen. Einem großen Teil der Patienten wurden zusätzlich β-Rezeptorenblocker verabreicht.

Durch diese prädiagnostische Therapie konnte bei 34 Patienten die Angina pectoris-Symptomatik deutlich gebessert werden. Völlig beschwerdefrei wurden jedoch nur wenige Patienten. Bei 39 Patienten war keine entscheidende Beeinflussung der Beschwerden unter dieser Therapie erreichbar. Der Versuch, durch die Therapie eine Stabilisierung der Angina pectoris herbeizuführen, dauerte zwischen 4 und 48, im Mittel 14 h.

3. Alters- und Geschlechtsverteilung der Patienten

Aus Abb. 1 ist die Altersverteilung der 81 Patienten ersichtlich. Sie entspricht bei einer im Durchschnitt leichten Verschiebung zum jüngeren Lebensalter hin weitgehend der bekannten Altersverteilung der koronaren Herzerkrankung. Relativ häufig, nämlich in 31%, fanden sich Präinfarkt-Anginen und Infarktkomplikationen, die zur Notfallkoronarangiographie veranlaßten, in der Altersgruppe der 30 – 50jährigen. In der höchsten Altersstufe, d. h. bei den 71 – 80jährigen wurde nur eine Patientin, eine 74jährige, mit an Intensität zunehmenden, schwersten

Angina-pectoris-Anfällen der angiographischen Diagnostik zugeführt. Bei ihr waren bereits im Ruhe-Elektrokardiogramm typische ischämische ST-Veränderungen zu beobachten, die mit Zunahme der Schmerzintensität in ihrer Bedeutsamkeit erheblich zunahmen. Angiographisch konnte jedoch bei dieser Patientin kein entsprechendes anatomisch-pathologisches Substrat beobachtet werden. Es fanden sich an sämtlichen Koronargefäßen Konturunregelmäßigkeiten, ohne daß jedoch hämodynamisch wirksame Stenosen nachweisbar waren.

Die Geschlechtsverteilung ergibt keine neuen Aspekte. Sie folgt der bekannten Tatsache, daß das männliche Geschlecht von der koronaren Herzerkrankung bevorzugt wird. Es wurden 75 Männer und 6 Frauen notfallangiographiert.

4. Die operierten Patienten

Von den 81 Patienten wurden 47 einer kardiochirurgischen Intervention zugeführt (Tabelle 3). In 44 Fällen wurde eine aortokoronare Bypass-Operation durchgeführt, wobei zwischen 1 und 3 Venentransplantate implantiert wurden. Bei 34 Patienten war ein operatives Vorgehen nicht möglich. Bei 28 Patienten war eine Operationskontraindikation aufgrund der schlechten Ventrikelfunktion mit hohen enddiastolischen Druckwerten und minimaler Auswurfleistung des linken Herzens, bzw. aufgrund der morphologischen Veränderungen des Koronargefäßsystems nicht gegeben (Abb. 2, 3, 4, 5). Bei 2 Patienten sprach der nur unbedeutende angiographische Befund gegen ein operatives Vorgehen. 3 weitere Patienten verstarben zwischen Angiographie und einer vom Befund her indizierten Operation. Bei einem der Patienten, einer

Tabelle 3

Operationen:
44 Patienten ACB
 3 Patienten Aneurysmektomie

Ohne Operation:
34 Patienten
   28 Patienten inoperabel (schlechte Ventrikelfunktion u. inoperable Gefäßveränderungen)
    2 Patienten nicht operationsbedürftig
    3 Patienten zwischen Angiographie und Op verstorben
    1 Patient Op abgelehnt

56jährigen Frau, wurde angiographisch eine subtotale Abgangsstenose der linken Koronararterie festgestellt (Abb. 6). Die Patientin verstarb 4 h nach der Angiographie an einem plötzlichen, irreversiblen Herz-Kreislaufstillstand. Beim zweiten Patienten wurde bei isolierter Stenose an der rechten Koronararterie das Risiko der Erkrankung fehleingeschätzt, da aufgrund mehrerer Letalitätsstatistiken isolierte Rechtskoronarstenosen bei nicht dominantem Rechtsversorgungstyp von einem operativen Vorgehen auszuschließen sind. Dieser Patient verstarb 10 Wochen nach der Diagnostik zu Hause, offensichtlich an einem Herzinfarkt. Der dritte Patient, eine 67jährige Patientin, starb 8 Tage nach der Angiographie an einem frischen Vorderwandinfarkt. Die Patientin konnte sich aus persönlichen Gründen nicht zur sofortigen Operation entschließen.

5. Koronarbefund bei den operierten Patienten

Aus Tabelle 4, die den angiographisch festgestellten Koronarbefund, aufgeteilt nach Patienten, die einer Operation zugeführt wurden, und solchen, bei denen sie nicht erfolgen konnte, läßt sich ableiten, daß sich der klinische Befund weitgehend mit der bedrohlichen morphologischen Situation deckt. So fand sich bei 75 Patienten, das entspricht einem Prozentsatz von 92,6%, eine Mehrgefäßerkrankung, wobei bei 63 Patienten eine 3-Gefäßerkrankung vorlag (Abb. 7, 8, 9, 10).
Ähnliche Beobachtungen machten Leitz et al. [4], die in ihrem Krankengut in 86% von insgesamt 37 Patienten eine 2- oder Mehrgefäßerkrankung fanden. Friesinger [5] konnte in 75% multiple Veränderungen an den Koronargefäßen feststellen.
Während aber Leitz et al. [4] nur bei 4 von 37 Patienten kritische Stenosen am Hauptstamm der linken Koronararterie beobachteten, fanden sich in unserem Patientengut bei 24,7% der Fälle signifikante Obstruktionen des Hauptstammes der a. coronaria sinistra (Abb. 11). Bei Vorliegen dieser Veränderung beobachtet man eine Mortalität zwischen 50 und 63% innerhalb von 2 Jahren nach Beginn der Beobachtungszeit [6, 7]. Normalerweise kommen signifikante Stenosen am Hauptstamm der linken Koronararterie bei den Angiographien in einem Prozentsatz von 1,3 – 2,7% aller Patienten vor [8].
Bei 4 unserer Patienten bestand eine 1-Gefäßerkrankung, wobei in 3 Fällen der Ramus descendens anterior betroffen war. In einem Fall war es zu einem Vorderwandinfarkt mit einem großen Spitzenvorderwandaneurysma gekommen. Bei einem weiteren Patienten war durch den aufgetretenen Anteroseptalinfarkt eine Ventrikelseptumruptur eingetreten. Dieser Patient lehnte aus religiösen Gründen wegen der zu erwar-

Tabelle 4. Koronarbefund der notfallangiographierten Patienten

	Operiert	Nicht operiert
Hauptstammstenosen	11	9
3-Gefäßerkrankung	36	27
2-Gefäßerkrankung	7	5
1-Gefäßerkrankung	3	1

tenden Blutübertragung eine Operation ab. Ein dritter Patient bot das Bild einer subtotalen Stenose direkt am Abgang des Ramus descendens anterior bei ansonsten völlig unauffälligem Gefäßsystem (Abb. 12, 13). Im vierten Fall lag eine isolierte Stenose einer dominanten rechten Koronararterie vor (Abb. 14).

6. Infarkthäufigkeit

Bei 50 Patienten war die Infarktanamnese gesichert. 23 von ihnen hatten einen Hinterwandinfarkt, 15 einen Vorderwandinfarkt durchgemacht. Bei 12 Patienten waren im Elektrokardiogramm Infarkte an der Hinterwand wie auch an der Vorderwand nachweisbar. Ein sicherer Unterschied zwischen anamnestisch Infarktkranken und nicht Infarktkranken ließ sich im Hinblick auf die Operationsindikation nicht erkennen.

7. Ergebnisse bei operierten und nicht-operierten Patienten

Die Tabelle 5 zeigt die Ergebnisse der operativen Behandlung im Vergleich zu den nicht operierten Patienten. Insgesamt verstarben 3 von 44 wegen instabiler Angina pectoris operierter Patienten. Dies entspricht einem Prozentsatz von 6,8%. Ein Patient erlag einem apoplektischen Insult 2 Jahre post operationem, zwei Patienten verstarben plötzlich 4 bzw. 9 Monate nach dem operativen Eingriff. Die Ursache ist in beiden Fällen nicht durch Autopsie geklärt.
Lediglich ein Patient mit einer Ventrikelseptumruptur bei gleichzeitig hochgradigen Koronarveränderungen verstarb am 3. postoperativen Tag. Bei diesem Patienten war eine Aneurysmektomie, mit der gleichzeitig die Ventrikelseptumperforation entfernt werden konnte, durchgeführt worden.
40 der notangiographierten und schließlich auch notoperierten Patienten leben und kommen regelmäßig zu Kontrolluntersuchungen. Von 1

Tabelle 5. Überlebensstatistik

	Operiert	Nicht operiert
Leben	42	14
Verstorben	4	11
Unbekannt	1	9

Patienten ist das Schicksal unbekannt. Von den 34 nicht-operierten Patienten verstarben 11. 14 Patienten leben, von 9 weiteren ist das Schicksal unbekannt.

Aus dem Vergleich der beiden Erfolgs-, d. h. Überlebensrelationen läßt sich selbstverständlich kein allgemein gültiger Schluß ziehen, zumal es sich bei den nicht-operierten Patienten meist um inoperable Patienten handelte, deren Prognose primär schon als erheblich schlechter anzusehen war als bei den operierten.

8. Kasuistik

Berichtet wird über einen 54jährigen Patienten, bei dem ein halbes Jahr vor stationärer Aufnahme ein Hinterwandinfarkt komplikationslos abgelaufen war. Der weitere Krankheitsverlauf war bis 4 Wochen vor erneuter Klinikaufnahme unauffällig. Seit diesem Zeitpunkt nahm die Angina pectoris-Symptomatik rapide zu. Nachdem Therapieversuche mit Dauertropf-Infusionen von Nitro bei gleichzeitiger Behandlung mit hohen Dosen von β-Blockern keinen wesentlichen Erfolg brachten, entschlossen wir uns $1\frac{1}{2}$ Tage nach Klinikaufnahme zur Notfallangiographie. Es fand sich bei peripherem Verschluß der rechten Koronararterie und hochgradigen allgemeinen Veränderungen am rechten Herzkranzgefäß (Abb. 15) eine subtotale Stenose des Ramus descendens anterior (Abb. 16). 2 Tage nach erfolgter Angiographie kam es dann zum Auftreten eines Status anginosus mit typischen elektrokardiographischen Veränderungen im Sinne eines ausgeprägten Anteroseptalinfarktes. Da die Enzymreaktionen noch völlig unauffällig waren, wurde der Patient sofort einer akuten chirurgischen Versorgung zugeführt. Der postoperative Verlauf gestaltete sich völlig unauffällig. Die im EKG beobachteten Zeichen eines Vorderwandinfarktes bildeten sich weitgehend zurück. Der Patient konnte 4 Wochen nach der Operation nach Hause entlassen werden, 6 Wochen nach der Operation waren bereits Spaziergänge von 3 – 4stündiger Dauer möglich. Heute geht der Patient seinem Beruf wieder nach.

Wie gerade diese Beobachtung zeigt, sollte bei schwerer koronarer Symptomatik sehr bald eine Koronarangiographie zur Abklärung des Beschwerdebildes durchgeführt werden; am besten im schmerzfreien Intervall. Andererseits erscheinen uns längerdauernde, d. h. Therapieversuche über 24 Stunden nicht für gerechtfertigt. So traten bei 3 Patienten während des Versuchs, die instabile Angina pectoris in einen stabilen Zustand konservativ überzuführen, drei Infarkte auf. Bei 1 Patienten — wie bereits erwähnt — war die Angiographie vorher durchgeführt worden. In 2 Fällen wurde bei Auftreten des Infarktes, d. h. im akuten Infarktstadium, koronarangiographiert. 2 Patienten wurden dann sofort zur chirurgischen Intervention verlegt. Diese beiden Patienten überlebten den operativen Eingriff und sind bis zum heutigen Tag weitgehend beschwerdefrei. In einem 3. Fall war die Operation nicht möglich.

9. Schlußfolgerung

Das im Vergleich zum manifesten Myokardinfarkt und seinen Komplikationen relativ niedrige Risiko der Notfallangiographie und der koronarchirurgischen Intervention sollte dazu ermutigen [9], bei entsprechender Symptomatik und bei geeigneten Patienten eine dringliche Koronardiagnostik zu veranlassen, vor allem dann, wenn die notwendigen medizinisch-technischen Voraussetzungen erfüllt sind, d. h. u. a., daß eine gut funktionierende Zusammenarbeit mit den Kardiochirurgen gewährleistet sein muß. Das bei der Präinfarkt-Angina hohe Infarktrisiko mit Angaben in der Literatur [6, 9] von 35% und die stark erhöhte Mortalität von 26% in den ersten 3 Monaten legen nahe, daß langdauernde medikamentöse Therapieversuche durchaus sinnlos vertane Zeit bedeuten können.

Literatur

1. Angelino PF, Gensini GC, Baduini G, Diamond R (1976) Munch Med Wochenschr 38:1195
2. Gazes PC, Mobley EM Jr, Ducan HM Jr, Humphries GB (1973) Circulation 48:331
3. Matloff JM, Sustaita H, Chatterjee K, Choux A, Marcus HS, Swan HJC (1975) J Thorac Cardiovasc Surg 69:73
4. Leitz KH, Liese W, Lichtlen P, Borst HG (1978) Herz 1:23
5. Friesinger GC (1976) Unstable angina: Characterization and therapeutic considerations. In: Lichtlen PR (ed) Coronary angiography and angina pectoris. Thieme, Stuttgart, S 86
6. Cordey E (1975) JAMA 231:245
7. Favaloro RG (1972) Circulation 46:1197
8. Dunkmann WB (1974) Ann Intern Med 81:817
9. Golding LA, Loop RD, Shelton WC, Taylor PC, Groves LK, Cosgrove DM (1978) Circulation 6:1163

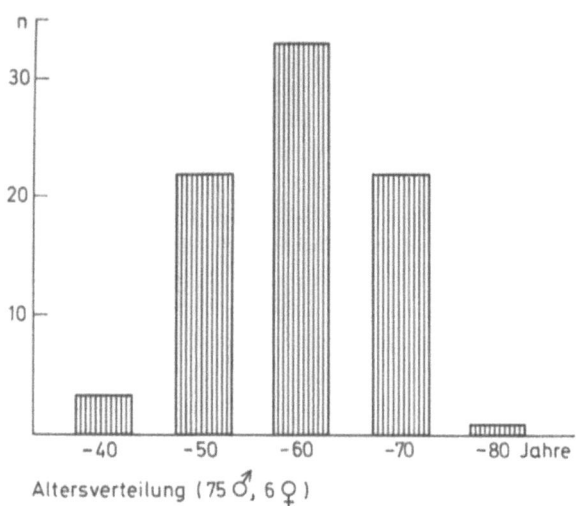

Abb. 1. Alters- und Geschlechtsverteilung der notfallangiographierten Patienten

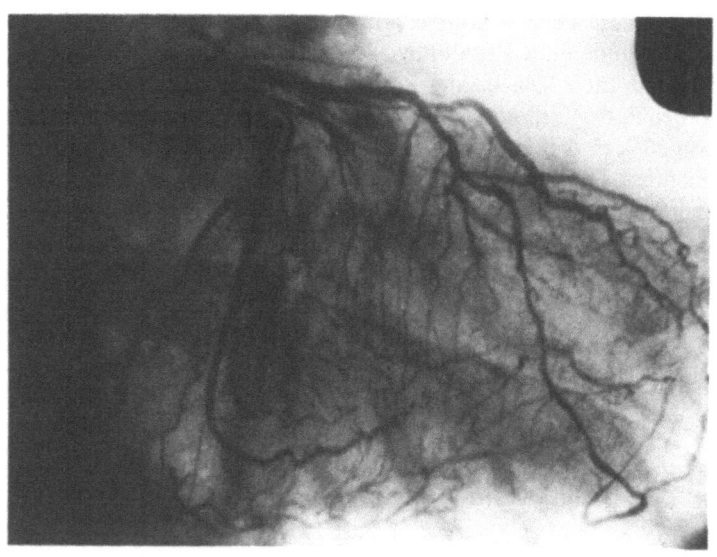

Abb. 2, 3, 4, 5. Linke und rechte Kranzarterie eines 56jährigen inoperablen Patienten mit hochgradigen, bis in die Peripherie reichenden, arteriosklerotischen Veränderungen bei gut erhaltener Ventrikelfunktion

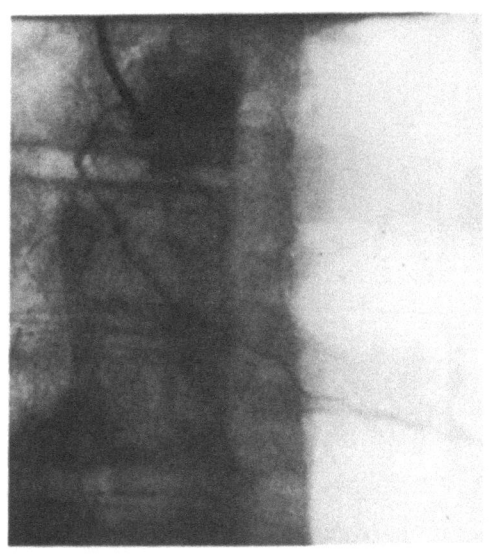

Abb. 3. Gleicher Patient wie Abb. 2

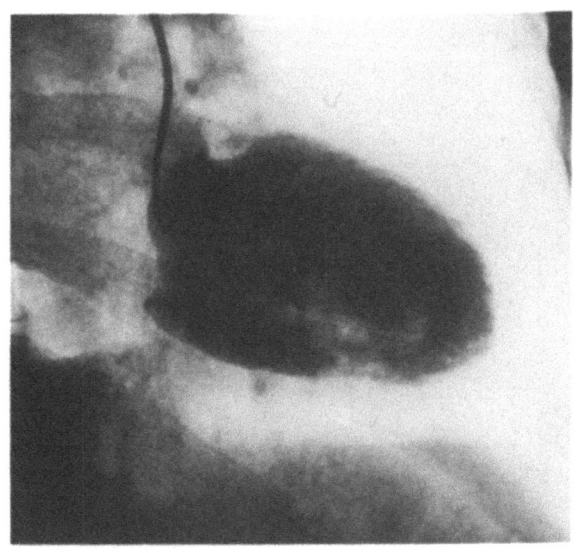

Abb. 4. Gleicher Patient wie Abb. 2

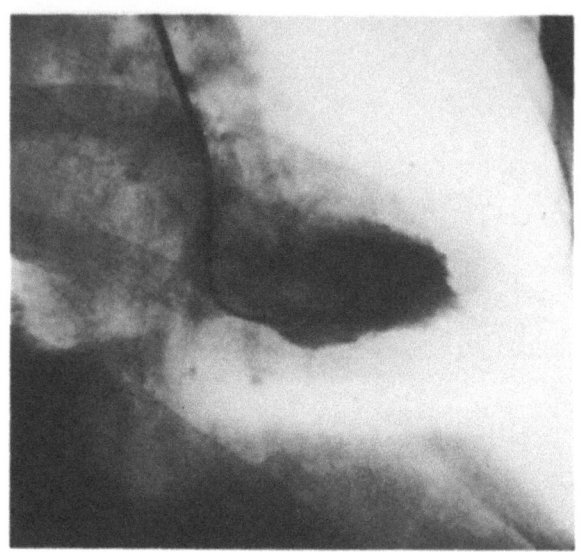

Abb. 5. Gleicher Patient wie Abb. 2

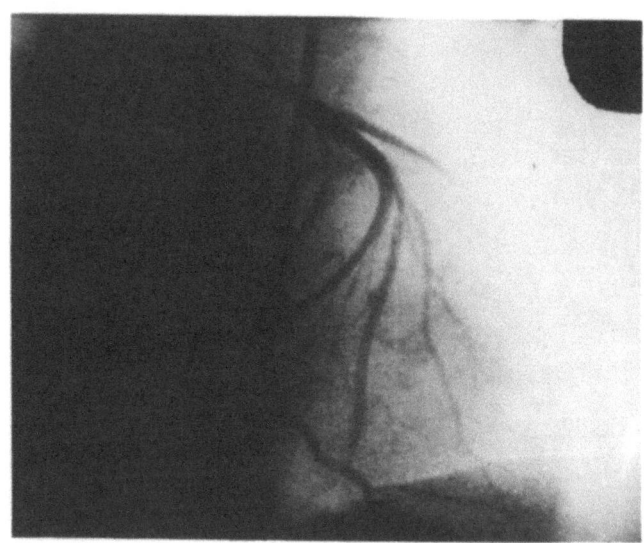

Abb. 6. Subtotale linkskoronare Abgangsstenose

Abb. 7

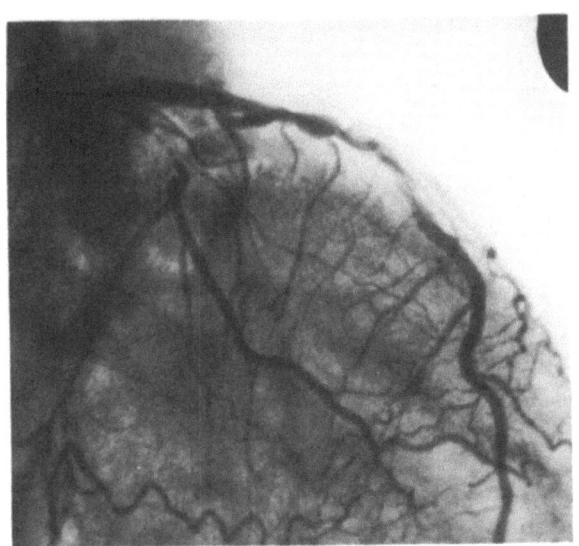

Abb. 8

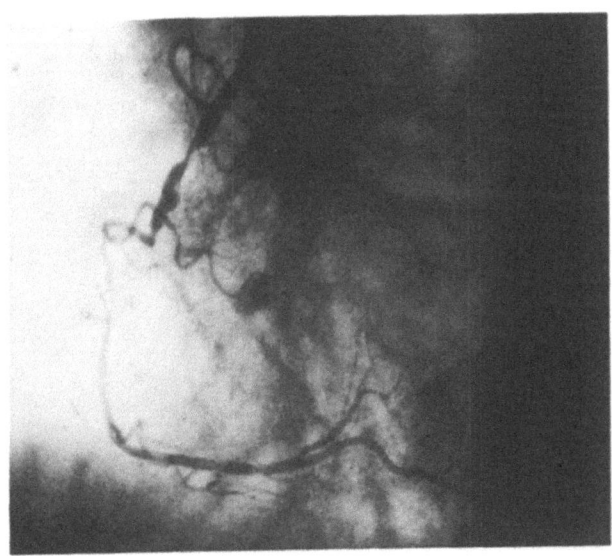

Abb. 7 und 8. Koronarbefund eines 57jährigen Patienten. Indikationen zum aortokoronaren 3fach-Bypass gegeben (3-Gefäßerkrankung)

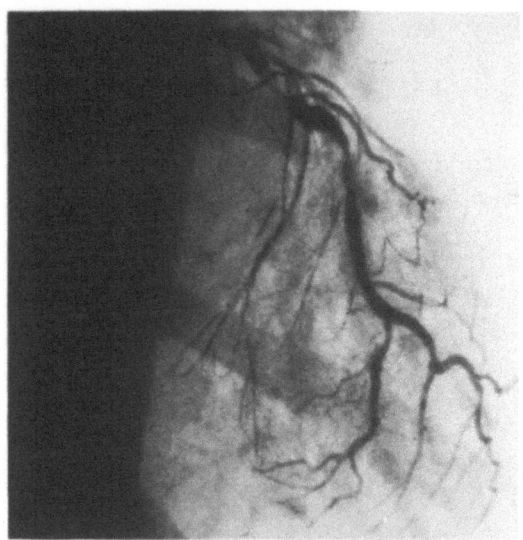

Abb. 9. (Pat. K. A.) 3-Gefäßerkrankung. Abbruch des r. descendens anterior und 90%ige Stenose des r. circumflexus

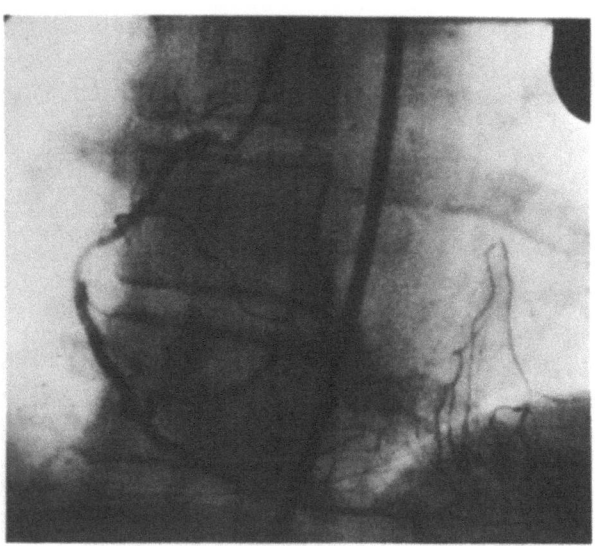

Abb. 10. Rechtskoronare Abgangsstenose. Retrograde Füllung des r. descendens anterior. Indikation zum aortokoronaren 3fach-Bypass gegeben

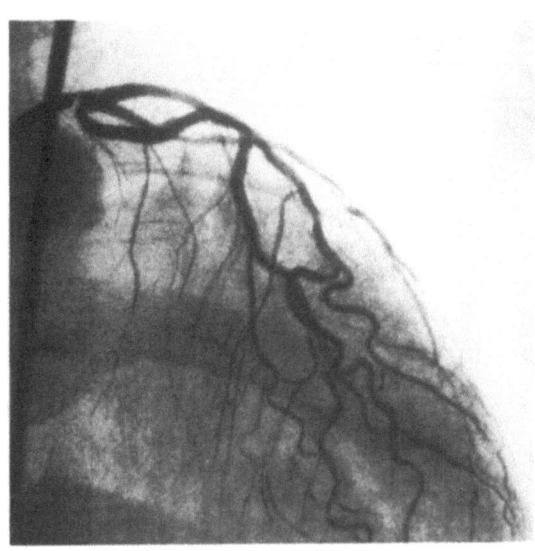

Abb. 11. Isolierte linkskoronare Hauptstammstenose bei einer 38jährigen Patientin

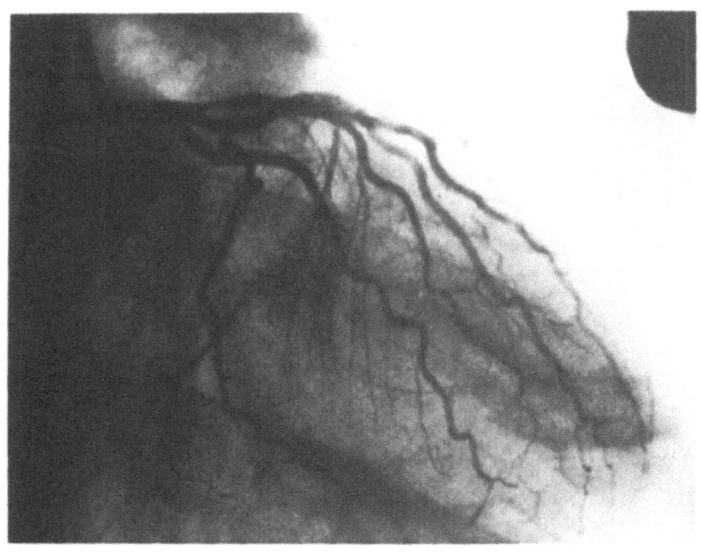

Abb. 12, 13. Isolierte, subtotale Stenose des r. descendens anterior bei normalem rechten Kranzgefäß

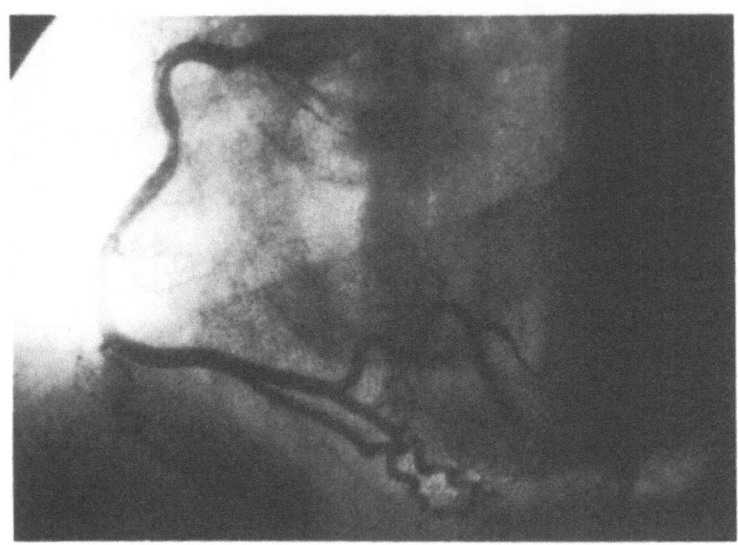

Abb. 13. (Legende s. Abb. 12)

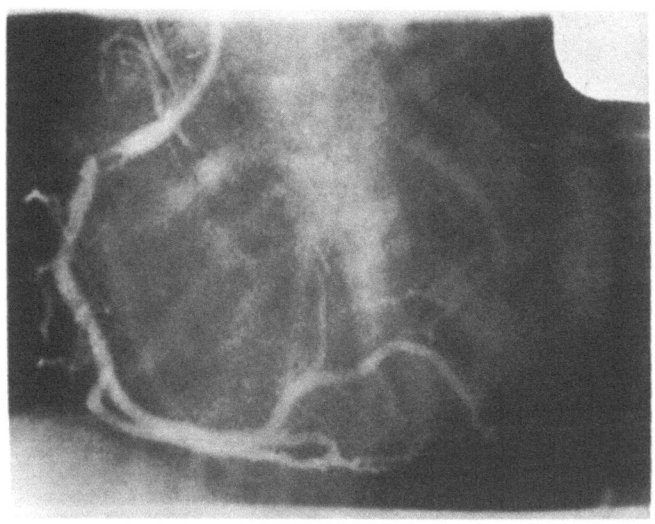

Abb. 14. Isolierte, subtotale Stenose eines dominanten rechten Herzkranzgefäßes

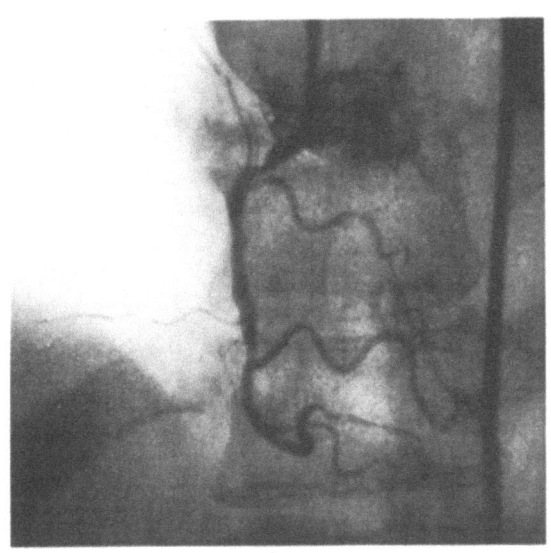

Abb. 15, 16. Koronarbefund eines im frischen Vorderwandinfarkt operierten 54jährigen Patienten

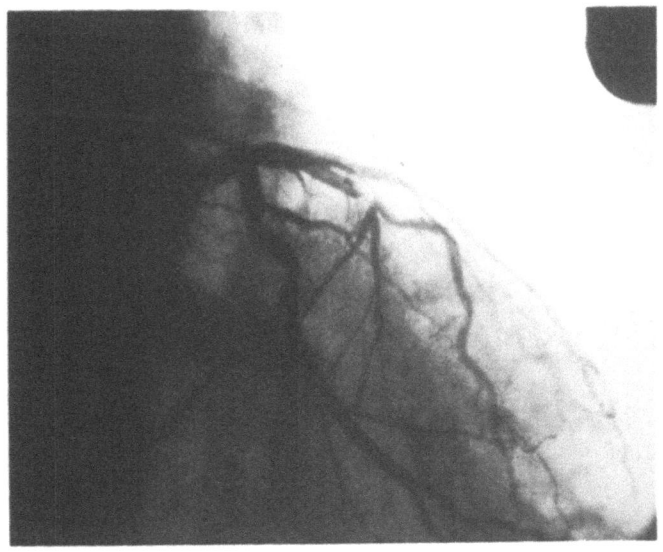

Abb. 16

Wertigkeit der Arzneimitteltherapie bei der koronaren Herzkrankheit

M. Stauch

Das Thema ist sehr umfassend und verlangt eine gewisse Einteilung. Auf der einen Seite kann man die Manifestationsform der koronaren Herzkrankheit, zum anderen die Medikamentengruppen zur Einteilung heranziehen.
Bei der Einteilung der koronaren Herzkrankheit kann man nach Friesinger von der instabilen Angina pectoris, einer Form, die das erste Auftreten einer Angina pectoris miteinschließt, ausgehen und vier Verlaufsmöglichkeiten in die Therapieüberlegungen einbeziehen (Abb. 1).
Die instabile Form kann in eine stabile Angina pectoris übergehen, sie kann auch zur Symptomfreiheit führen, ein plötzlicher Herztod kann eintreten oder ein Herzinfarkt kann im Verlauf der Erkrankung auftreten. In bezug auf die Therapie würde man dann für den Herzinfarkt das akute und das chronische Stadium unterscheiden müssen. Für die Arzneimitteltherapie stehen 3 Krankheitsbilder im Vordergrund:

1. die Angina pectoris sowohl mit als auch ohne chronischen Infarkt,
2. der akute Myokardinfarkt,
3. Rhythmusstörungen.

Hier soll in erster Linie die Therapie der Angina pectoris mit oder ohne abgelaufenen Myokardinfarkt behandelt werden.

Koronartherapie — Angina pectoris

Für die Behandlung der Angina pectoris im engeren Sinne sind die Möglichkeiten der Anfallsbehandlung, Anfallsprophylaxe, Infarktprophylaxe zu unterscheiden (Abb. 2).
Für die Anfallsbehandlung kommen kurzwirksame Nitrate oder nitratähnliche Substanzen wie Molsidomin in Frage.
Für die Anfallsprophylaxe versucht man langwirksame Nitrate, Betarezeptorenblocker und Kalziumantagonisten allein oder in verschiedener Kombination einzusetzen.
Für die Infarktprophylaxe wurden früher in großem Umfang Antikoagulantien eingesetzt, heute stehen Thrombozytenaggregationshemmer

im Vordergrund. Aber auch Betablocker werden für die Infarktprophylaxe, insbesondere im ersten Jahr nach einem Infarkt, diskutiert.

Nitrate und nitratähnliche Substanzen

Für die Anfallsbehandlung steht nach wie vor das Nitroglyzerin sublingual und das Isosorbiddinitrat als Spray im Vordergrund (Tabelle 1). Bei der stabilen Angina pectoris, die auf Belastung auszulösen ist, muß das Arzneimittel schnell wirksam sein, da die Angina pectoris bei Aufhören der Belastung schon von allein häufig in wenigen Minuten nachläßt. Neben der alten bekannten Form in Zerbeißkapseln als Nitrolingual in der Dosierung von 0,8 mg am meisten verwendet, steht jetzt auch Nitroglyzerin, wie auch das Isosorbiddinitrat, am längsten als Isoket® im Handel, in Spray-Form zur Verfügung. Die schnellste Wirkung tritt jeweils bei der Anwendung als Spray ein. Wie neue Untersuchungen zeigen, sind die Unterschiede, z. B. von Isoket-Spray gegen Nitrolingual-Zerbeißkapseln, nur in Sekunden zu messen. Die Wirkungsdauer des Nitroglyzerins ist kürzer als die des Isosorbiddinitrats, was für die Anfallsbehandlung zunächst nicht von entscheidender Bedeutung ist.
Für die Dauerbehandlung hat sich das Isosorbiddinitrat immer mehr durchgesetzt. Nitroglyzerin wird ebenfalls in Retard-Form angeboten, jedoch scheint die Wirksamkeit nicht so zuverlässig zu sein. Das schon länger angewendete PETN (Dilcoran) ist zwar ebenfalls wie ein Nitrat wirksam, hat aber seit Einführung des Isosorbiddinitrats stärker an Boden verloren. Dosierungen und Wirkdauer s. Tabelle 1. Die angegebene Wirkdauer ist dabei als obere Grenze anzusehen. Die Dosierung muß manchmal noch gesteigert werden.
Isosorbiddinitrat kann sowohl sublingual als auch oral gegeben werden. Die orale Wirksamkeit war lange umstritten, da festgestellt wurde, daß die Substanz nach der ersten Leberpassage zum großen Teil in seine

Tabelle 1. Koronartherapie – Nitrate

	mg/dos.	Appl.	pro die	Wirk. Dauer
Nitroglyzerin	0,8	s.l.		30 min
Isosorbiddinitrat	1,25	Spray		2–4 h
Isosorbiddinitrat	5	s.l.	4×1	3–4 h
Isosorbiddinitrat Ret.	20–40	p.o.	2×1	8–10 h
PETN	80	p.o.	4×1	4 h
Nitroglyzerin Ret.	2,5	p.o.	3–8×1	4 h

Metaboliten 2- und 5-Isosorbidmononitrat aufgespalten wird. Die orale Wirksamkeit konnte jedoch klinisch nachgewiesen werden. Dies beruht sicher zu einem großen Teil darauf, daß die Metaboliten ebenfalls antianginös wirksam sind.

Wie Abb. 3 zeigt, kann man mit 5 mg 2-Isosorbidmononitrat sublingual nach 20 min bereits in Ruhe, aber auch unter Belastung, eine Steigerung der Austreibungsfraktion des linken Ventrikels mit nuklearmedizinischen Methoden nachweisen. Die Austreibungsfraktion ist der prozentuale Anteil am enddiastolischen Volumen des Ventrikels, der als Schlagvolumen ausgeworfen wird. Sie stellt eine wichtige Funktionsgröße dar. Auch im akuten Versuch sind die Mononitrate sublingual, z. B. auf das Belastungs-EKG, wirksam (Abb. 4). Auch bei oraler Gabe von 10 mg eines Mononitrats ist schon nach 20 min eine Verminderung der ST-Streckensenkung zu beobachten (Abb. 5). Nach 4 h ist die Besserung nur noch in einigen Fällen nachzuweisen (Abb. 6).

In den letzten Jahren wurde eine Substanz in die Therapie der Angina pectoris eingeführt, die kein Nitrat ist, in ihrem Wirkungsmechanismus jedoch durchaus ähnlich zu sein scheint. Wie die Abb. 7 zeigt, konnte auch Molsidomin (Corvaton) 2 mg sublingual nach 20 min eine Erhöhung der Austreibungsfraktion bei Patienten mit koronarer Herzkrankheit und Angina pectoris bewirken. Auch wird durch Molsidomin wie durch die Nitrate die ST-Senkung im Belastungsversuch vermindert (Abb. 8). Der Blutdruck und die Frequenz werden nicht wesentlich beeinflußt [2].

Bewertung der Therapie mit Spezialmethoden

Stellt man die Frage nach der „Wertigkeit" einer Arzneimitteltherapie, so müßte man sich zunächst fragen, nach welchen Kriterien der „Wert" einer Behandlung gemessen werden soll. Ein subjektives Kriterium ist die Angina pectoris. Man versucht die Subjektivität dieses Kriteriums durch das Zählen von verbrauchten Nitratkapseln zu objektivieren. Von dieser Methode ist man jedoch weitgehend abgekommen, da die Anfallshäufigkeit eines Kranken mit Angina pectoris vor allem von der Häufigkeit und Schwere der körperlichen und seelischen Belastung abhängt. Auch äußere Faktoren wie das Wetter und die Temperatur spielen eine erhebliche Rolle. Um den Wert der Pharmaka, insbesondere im Vergleich, zu bestimmen, suchen wir daher nach objektiven Methoden. Eine ist z. B. die wiederholte Belastungsuntersuchung mit Ausmessen der ST-Strecken. Auch hier muß man sich bewußt sein, daß einmal spontane Variationen, Nahrungsaufnahme zwischen den Belastungstests etc. das Bild uneinheitlich machen. Im großen und ganzen ist jedoch der Belastungstest eine durchaus brauchbare Methode, um eine antianginöse Substanz als solche überhaupt zu objektivieren.

Neuere Methoden mit nuklearmedizinischen Methoden können aber ebenfalls auf nicht-invasivem Wege Aufschluß über den Wert, d. h. über die objektiven Veränderungen der Herzfunktion durch ein Pharmakon erstellen. Invasive Methoden, wie wiederholte linksventrikuläre Angiographien, dienen meist weniger der Erforschung des Wertes einer Substanz, sondern vor allem der Aufklärung des Wirkungsmechanismus, sind auch nur in geringerem Umfang durchzuführen.

Mit modernen nuklearmedizinischen Methoden, wie sie in Ulm in enger Zusammenarbeit mit der Abteilung Radiologie III (Prof. Dr. W. E. Adam) durchgeführt werden, läßt sich ein Teil der Wertigkeit eines Arzneimittels, d. h. der Einfluß eines Pharmakons auf verschiedene globale und regionale Funktionsparameter des linken Ventrikels, auf nicht-invasivem Wege bestimmen.

In der Abb. 9 ist die *Verteilung* und *Höhe* vieler einzelner regionaler Kontraktionsamplituden des linken Ventrikels farbig dargestellt. Die Abb. 9a soll die Regionen erklären. Der linke Ventrikel ist das große umrandete Gebiet jeweils im unteren rechten Anteil eines Bildes. Die Gamma-Kamera ist in 30° links frontaler Schräglage positioniert, so daß das Septum, das durch eine Linie zwischen den beiden Ventrikeln gekennzeichnet ist, orthograd getroffen wird. Die Farbskala gibt die Höhe der Zeitaktivitätskurven an, die den regionalen Kontraktionsamplituden entsprechen.

Die Abb. 9 läßt am rechten Rand, der dem lateralen Bereich des linken Ventrikels entspricht, große Kontraktionsamplituden (rot) erkennen, wohingegen im septumnahen Vorderwandbereich (grün) stark verringerte Amplituden auftreten, die einem Vorderwandinfarkt entsprechen. Im Spitzenbereich (blau bis schwarz) ist kaum noch Bewegung zu erkennen. Diese Methode der EKG-getriggerten Herzbinnenraumszintigraphie registriert die Volumenbewegung des mit Isotopen markierten Blutpools im Herzen. Sie unterscheidet sich also von der Thalliumszintigraphie, die das Myokard selbst mit Isotopen markiert.

Die Abb. 10 zeigt die Registrierung der Verteilung von Kontraktionsamplituden unter verschiedenen Bedingungen. Oben links ist die Aufnahme in Ruhe vor Belastung dargestellt. Es zeigen sich relativ große Kontraktionsamplituden, im Spitzenbereich und an der Vorderwand entlang dem Septum mäßig gestörte Kontraktion. Vergleicht man die vom linken Ventrikel eingenommene Fläche mit dem Bild oben rechts, so ist eine deutlich geringere Fläche oben rechts nach Molsidomin zu erkennen.

Der linke Ventrikel ist kleiner geworden. Dementsprechend ist die Austreibungsfraktion von links oben 57% auf 78% gestiegen. Bei der Aufnahme in Ruhe bestand allerdings bereits eine leichte Angina.
Unter geringer Belastung (Abb. 10 links unten) tritt eine hochgradige Verminderung der Kontraktionsamplitude aufgrund einer hochgradigen Ischämie ein. Diese Ischämie ist auch im Belastungs-EKG durch ST-Senkung, koronarangiographisch durch mehrere Stenosen im Vorder- und Seitenwandbereich belegt. Bei Wiederholung der Belastung nach 2 mg Molsidomin ist jetzt im unteren Bild unter gleicher Belastung die gelbe Farbe vorherrschend, es bestehen also höhere Kontraktionsamplituden, was sich auch in der Erhöhung der Austreibungsfraktion von 46% auf 61% ausdrückt.
Auch in Abb. 11 ist eine deutliche Veränderung, hier unter höherer Belastung von 100 Watt, zu erkennen. Das Koronarangiogramm zeigte bei diesem Fall einen Abbruch des R. circumflexus, das EKG-getriggerte Herzbinnenraumszintigramm zeigt dementsprechend in der Abb. 11 oben links in Ruhe eine Einschränkung der Kontraktionsamplitude am Rand des linken Ventrikels, was der freien linken Wand des linken Ventrikels entspricht. Durch Belastung (oben rechts) wird die Kontraktionsamplitude deutlich geringer, die grünen Anteile herrschen vor, das rote Areal ist verkleinert. Nach Applikation eines Nitrats ist in Ruhe nach 20 min die volle Funktion, wie bei Beginn der Untersuchung, noch nicht erreicht. Das Belastungsszintigramm zeigt keine Besserung gegenüber dem ersten Szintigramm. Die Ruhepause war hier zu kurz oder die Dosis des Nitrats zu gering.
Neben dem globalen Parameter der Austreibungsfraktion des linken Ventrikels und der regionalen Verteilung der Kontraktionsamplitude kann auch die Verteilung der Phasen der Zeitaktivitätskurven szintigraphisch sichtbar gemacht werden. Auf diese Weise können paradoxe Bewegungen des linken Ventrikels, also Dyskinesien bei einem Aneurysma erkannt werden. Die Abb. 12 zeigt die Verteilung der Phasen über dem Herzen. Die grünen Regionen zeigen die gleiche Phasenlage der Kontraktionsamplituden des linken und rechten Ventrikels an. Die rote Region an der Spitze des linken Ventrikels zeigt eine deutlich veränderte Phasenlage und entspricht einer paradoxen Bewegung der Ventrikelwand bei einem Aneurysma, das angiographisch nachgewiesen wurde. Es handelt sich um den gleichen Patienten wie in Abb. 9. Die Region mit der veränderten Phasenlage ist dort zusätzlich (schraffiert in Abb. 9a) bereits umrissen. Die große rote Region über den Ventrikeln zeigt an, daß sich die Vorhöfe, wie zu erwarten, in einer anderen Phase als die Ventrikel kontrahieren.

Diese szintigraphischen Untersuchungen lassen eine Aussage über die Wirkung von Medikamenten auf die Funktion des Herzens ohne Anwendung von Kathetern zu und erleichtern damit die Bewertung einer Arzneimitteltherapie bei den einzelnen Patienten.

Betarezeptorenblocker

Die Entwicklung der Betarezeptorenblocker erfolgte in erster Linie im Hinblick auf die Indikation Angina pectoris. Die weiteren Indikationen Rhythmusstörungen, Hypertonie, hyperkinetisches Herzsyndrom ergaben sich erst, als das erste klinisch einsetzbare Pharmakon, das Propranolol gefunden war. Unter körperlicher Belastung kommt es durch Katecholaminausschüttung zur Stimulation der Betarezeptoren am Herzmuskel, die zur Steigerung der Herzkraft, zur Beschleunigung der Herzfrequenz, zur Steigerung der Leitungsgeschwindigkeit, zur Erhöhung des Sauerstoff- und Substratverbrauchs im Herzmuskel führen. Die Abschwächung oder Blockade der Wirkung der körpereigenen Katecholamine durch Betarezeptorenblocker sollte zur Einsparung von Sauerstoffverbrauch führen und damit eine gewisse Steigerung der Belastbarkeit ermöglichen. Die Betasympathikolyse führt demnach vor allem zu einer Frequenzabnahme, insbesondere unter Belastung, die wahrscheinlich den Hauptanteil des sauerstoffsparenden Effektes abgibt. In den der Einführung von Propranolol folgenden Jahren wurde eine große Zahl von Betarezeptorenblocker entwickelt, wobei sich Wirkungsunterschiede zeigten. Kardioselektivität und sympathische Eigenwirkung sind die Haupteigenschaften, nach denen heute Betablocker eingeteilt werden (Tabelle 2). Die Kardioselektivität ist relativ, d. h. dosisabhängig. Sie wird angestrebt, um Nebenwirkungen, insbesondere Bronchialkonstriktion, zu vermeiden. Die sympathische Eigenwirkung einiger Betablocker wird herausgestellt, da sie eine geringere negative Inotropie, eine geringere Kontraktilitätsabnahme, vielleicht eine leichtere Indikationsstellung im Hinblick auf eine nicht manifeste Herzinsuffizienz ermöglicht. Ob dieser partielle Agonismus, die sympathische Eigenwirkung, wirklich ein Vorteil ist, kann nicht entschieden werden. Für die Indikation Angina pectoris scheint ein solcher partieller Agonismus nicht besonders wünschenswert. Gängige Betablocker sind in Tabelle 3 dargestellt. Atenolol (Tenormin) ist bequem in der Anwendung, da es nur einmal am Tag gegeben zu werden braucht. Es hat keine sympathische Eigenwirkung, ebenso wie Metoprolol (Beloc, Lopresor). Pindolol, das als Visken schon lange im Handel ist, hat eine deutliche sympathische Eigenwirkung.

Tabelle 2. Betablocker – Wirkungsunterschiede

Substanz	Beta-blockade	*ISA* Partieller Agonist	*CSA* Kardio-selektiv	*MSA* Membran-stabilis.	Lipid-löslich
Propranolol	+ +	–	–	+ +	+
d-Propranolol	±	–	–	+ +	+
Oxprenolol	+ +	+	–	+	+
Pindolol	+ + + +	+ +	–	+	+
Methyprolol	+ +	–	+	±	+
Metoprolol	+ +	–	+	±	+
Practolol	+	+	+	–	–
Atenolol	+ +	–	+	±	+

Tabelle 3. Koronartherapie – Betablocker

	mg/dos.	Appl.	pro die	Wirk. Dauer
Atenolol	50 – 100	p.o.	1 × 1	12 h
Metoprolol	100	p.o.	2 × 1	8 h
Pindolol	5	p.o.	3 × 1	8 h

Koronartherapie – Betastimulator

Oxyfedrin	16	s.l.	–3 × 2	2 – 4 h
	8 – 24	p.o.	3 × 1	2 – 4 h

Wichtige *Kontraindikationen* für die Therapie mit Betarezeptorenblockern sind manifeste Herzinsuffizienz, Asthma bronchiale, auch wenn kardioselektive Betablocker wie Tenormin oder Beloc angewendet werden. Auch eine hochgradige Bradykardie und ein Sinusknotensyndrom sind Kontraindikationen für Betablocker. Bei Schocksyndromen mit starker Hypotension verbietet sich ebenfalls, die Kontraktilität weiter zu senken. Bei der Schwangerschaft sollten Betablocker nicht gegeben werden.

Arzneimittelinteraktionen mit Betablockern sind bis zu einem gewissen Grad zu beachten. Am häufigsten wird Vorsicht bei Diabetikern am Platze sein, da Betablocker die Hypoglykämieneigung verstärken (Tabelle 4). Auch eine Kombination mit anderen Antiarrhythmika ist zwar im Prinzip möglich, es muß aber beachtet werden, daß die Sinusknotenerregbarkeit und die AV-Überleitung durch Betablocker gehemmt werden und evtl. mit einem anderen Antiarrhythmikum zusammen die Hemmung zu stark werden kann. Auch eine evtl. Verstärkung der nega-

Tabelle 4. Arzneimittelinteraktionen mit β-Rezeptorenblockern [1]

Medikamente	Wirkung
Insulin Orale Antidiabetika	Verstärkung der Hypoglykämie
Antiarrhythmika	Hemmung von Sinusknotenerregbarkeit und AV-Konduktion Verstärkung der negativen Inotropie
Digitalis	Hemmung von Sinusknotenerregbarkeit und AV-Konduktion Kompensation der durch β-Blocker induzierten negativen Inotropie
Antihypertensiva (allgemein)	additive Wirkung
Vasodilatatoren	Blockade der Reflextachykardie

tiven Inotropie muß bedacht werden. Eine Interaktion ist mit Digitalis zu beachten, da Betablocker bei Belastungsherzinsuffizienz mit Digitalis kombiniert werden sollten, um der negativen Inotropie entgegenzuwirken. Mit Antihypertensiva anderer Art besteht eine additive Wirkung, die auch häufig als erwünscht angesehen wird. Bei der Kombination mit Vasodilatatoren muß bedacht werden, daß die Reflextachykardie blockiert werden kann.

Betarezeptorenstimulatoren
Unter dieser Gruppe ist vorläufig nur das Oxyfedrin (Ildamen) bekannt (Tabelle 3). Oxyfedrin ist nicht so prompt antianginös wirksam, wie das für Nitrate oder auch Betablocker der Fall ist. Trotzdem gibt es eine Reihe von Patienten, die gut darauf ansprechen. Trotz des etwas paradox erscheinenden Wirkungsmechanismus einer Betarezeptorenstimulation, die zwar milde ist, aber den Sauerstoffverbrauch erhöht, zeigt die Wirksamkeit in einigen Fällen, daß der Stoffwechselkomponente der koronaren Herzkrankheit vielleicht insgesamt noch mehr Aufmerksamkeit gewidmet werden sollte.

Kalziumantagonisten
Diese Gruppe von Medikamenten, nicht vollständig in Tabelle 5 aufgeführt, hat zwar im Experiment den Mechanismus des Kalziumantagonismus gemeinsam, wirkt jedoch im Bezug auf die Angina pectoris recht verschieden. Für den akuten Versuch beim Angina pectoris-Patienten ist Nifedipin, als Adalat im Handel, am ehesten wirksam. Das bekannte Verapamil (Isoptin) ist bei entsprechend hoher Dosierung auch antianginös wirksam. Für Fendilin (Sensit) ist die Wirksamkeit nicht so prompt nachgewiesen, es besteht eine Wahrscheinlichkeit, daß die antianginöse

Tabelle 5. Koronartherapie – Kalziumantagonisten

	mg/dos.	Appl.	pro die	Wirk. Dauer
Nifedipine	10	p.o.	3×1–2	4–6 h
Verapamil	80	p.o.	3×1	6–8 h
Fendilin	50	p.o.	3×1	4–6 h
Prenylamin	60	p.o.	1–3×1	
Perhexilinmaleat	100	p.o.	2×1	

Wirkung erst bei längerer Anwendung sichtbar wird. Die Kalziumantagonisten werden manchmal bei hochgradiger Angina pectoris in Kombination mit anderen antianginösen Substanzen eingesetzt, obwohl prinzipiell wegen der additiven negativ inotropen Wirkung eine Kombination mit Betablockern zunächst vermieden werden sollte.

Vor einigen Jahren haben wir zusammen mit mehreren anderen Kliniken (Tübingen, Mannheim, Bad Buchau) versucht, eine Aussage über die *Wertigkeit* der damals eingesetzten Koronartherapeutika zu gewinnen. Im intraindividuellen Kurzzeit- und Langzeitversuch wurden Oxyfedrin, Carbocromen, Isosorbiddinitrat und Practolol gegeneinander in randomisierter Reihenfolge getestet. Die Abb. 13 zeigt das Ergebnis im Kurzzeit- und Langzeitversuch. Auf der Ordinate sind die ST-Senkungen, die bei allen Patienten vor Aufnahme in das Kollektiv unter Belastung vorhanden waren, aufgetragen, und zwar nur unter Medikamentenwirkung. Aus statistischen Gründen wurde kein Vergleich mit dem sog. Leerwert vor Beginn des Versuchs durchgeführt. Man kann also nur sagen, ein Medikament ist in bezug auf die ST-Senkung im Kurz- oder Langzeitversuch besser als das andere, was vielleicht dem hier gestellten Thema der Wertigkeit am ehesten entspricht. Danach ist abzulesen, daß im Kurzzeitversuch das Nitrat die geringste ST-Senkung aufwies, im Langzeitversuch jedoch der Betablocker besser wirksam war. Patienten mit koronarer Herzkrankheit sind häufig in höherem Lebensalter. Die Abb. 14 zeigt eine Reihenfolge der Medikamente, wie sie in *Abhängigkeit vom Alter* eingesetzt werden könnten. Danach würden Antikoagulantien schon relativ früh nicht mehr verwendet werden, die Nitrate wären auch im hohen Alter noch anwendbar. Die Reihenfolge soll nichts über das aktuelle Alter, bis zu dem die einzelnen Präparate angewendet werden, aussagen. Es soll nur eine Art Rangordnung geben. Betarezeptorenblocker werden z. B. in zunehmendem Alter immer seltener zu verordnen sein.

Rhythmusstörungen aller Art sind ein Symptom der koronaren Herzkrankheit. Die antiarrhythmische Behandlung unterscheidet sich dabei nicht wesentlich von der aus anderer Indikation. Sie sind ein großes Gebiet für sich. Da Betablocker eine antiarrhythmische Potenz besitzen, läßt sich die Indikation Angina pectoris und Rhythmusstörung häufig kombinieren. Andere heute weitverbreitete wirksamere Antiarrhythmika sind Disopyramid (Rythmodul), Chinidin, Prajmalin (Neo-Gilurytmal) und Propafenon (Rytmonorm).

Die antiarrhythmische Behandlung ist ein großes Gebiet für sich. Sie hängt eng mit dem Problem der Prophylaxe des plötzlichen Herztodes – wahrscheinlich durch Herzinfarkt – zusammen.

Infarktprophylaxe

Auf dem Gebiet der sog. Erstprävention, d. h. der Verhinderung eines ersten Infarkts, sind bisher keine wesentlichen Fortschritte erzielt worden. Das liegt zum großen Teil daran, daß während des asymptomatischen Verlaufs der koronaren Herzkrankheit keine Methoden zur Verfügung stehen, die zuverlässig das Vorhandensein einer Koronarsklerose anzeigen. Man muß sich daher auf die Behandlung der Risikofaktoren beschränken.

Belastungs-EKGs bei asymptomatischen Patienten, die einen positiven Befund zeigen, sind in hohem Prozentsatz falsch positiv. Die Hauptanstrengungen richten sich daher auf die sog. Zweitprävention, d. h. auf das Infarktrezidiv. Bei Patienten mit chronischem Infarkt ist die Diagnose koronare Herzkrankheit in der Regel sicher.

Besonders im ersten Jahr nach einem Infarkt ist die Zahl der plötzlichen Herztodesfälle groß. Für die Zweitprävention werden heute zwei Medikamentengruppen diskutiert:

1. Thrombozytenaggregationshemmer,
2. Betarezeptorenblocker.

Für die Hemmung der Thrombozytenaggregation stehen im wesentlichen 3 Medikamente zur Verfügung:
Acetylsalicylsäure (Colfarit), Dipyridamol (Persantin) und das Gichtmittel Sulfinpyrazon (Anturano).

Dipyridamol wird auch mit Acetylsalicylsäure als Asasantin kombiniert angeboten.

Das Prinzip der Thrombozytenaggregationshemmung scheint nützlich zu sein, die Auslösung eines Infarkts kann in einem Teil der Fälle wahrscheinlich auf einen Plättchenthrombus im Gebiet eines atherosklerotischen Plaques zurückgeführt werden. Ob sich dieses Prinzip in der langfristigen Therapie bewährt, ist noch nicht gesichert.

Die langfristige Betarezeptorenblockade als Prophylaxe eines Infarktrezidivs, bzw. eines plötzlichen Herztodes, wurde bisher in zwei Studien angewandt. Dabei gibt es Anhaltspunkte, daß die Zahl der plötzlichen Herztodesfälle durch die Anwendung von Betablockern einmal durch Practolol, zum anderen durch Alprenolol gesenkt wird. Die Akten sind darüber aber noch nicht geschlossen, so daß in diesem Monat eine europäische Studie begonnen wird, bei der geprüft werden soll, ob die Anwendung von Betablockern zu einer Verminderung der Infarktrezidive und der plötzlichen Herztodesfälle führt.

Eine generelle Empfehlung zur Anwendung von Betablockern nach einem Infarkt kann daher noch nicht gegeben werden.

Diese Ausführungen sollten einen Überblick über die Koronartherapie geben. Bei der Größe des Themas sind in diesem Rahmen nur grobe Übersichten möglich gewesen. Die Diskussion kann vielleicht den einen oder anderen Punkt verdeutlichen.

Literatur

1. Gugler R (1978) Internist (Berlin) 19:547
2. Grewe N, Stauch M (1977) Dtsch Med Wochenschr 102:1758
3. Härich BKS, Haasis R, Immich H, Jeschke D, Kutscha W, Schaumann HJ, Stauch M, Tschirdewahn B (1975) Dtsch Med Wochenschr 100:4
4. Stauch M, Grewe N (1980) in: Rudolph W, Schrey A (Hrsg) Nitrate II, S 378

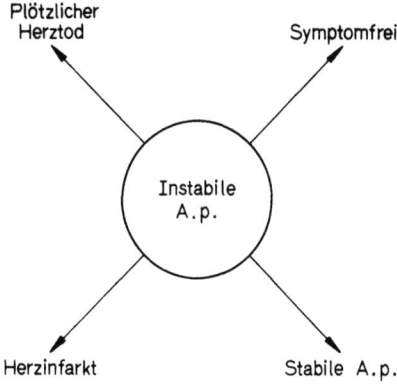

Abb. 1. Verlaufsformen der initialen oder instabilen Angina pectoris

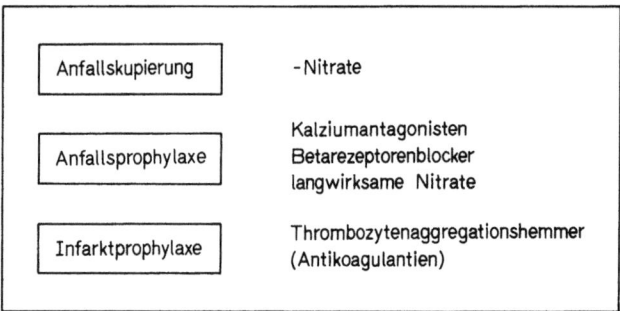

Abb. 2. Behandlungsziele und -möglichkeiten der Angina pectoris

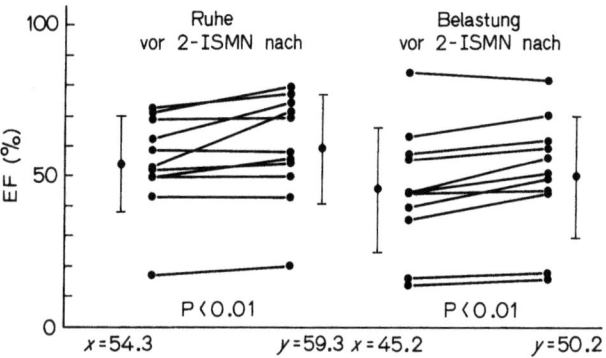

Abb. 3. Die Austreibungsfraktion (EF) des linken Ventrikels, gemessen mit der Herzbinnenraumszintigraphie, wird durch den Metaboliten des ISDN in Ruhe und unter Belastung signifikant gesteigert (5)

ISOSORBIT-2-MONONITRAT
(5mg sl.)

Sch.W. ♂ 59 J.

vor

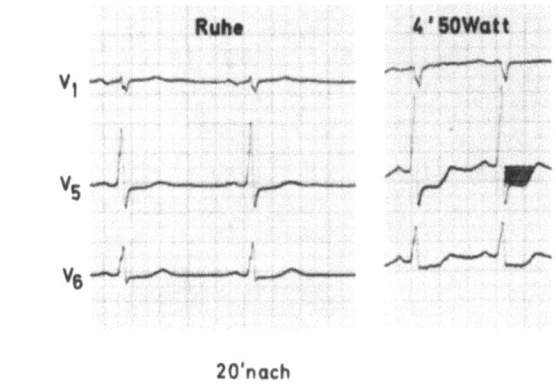

20' nach

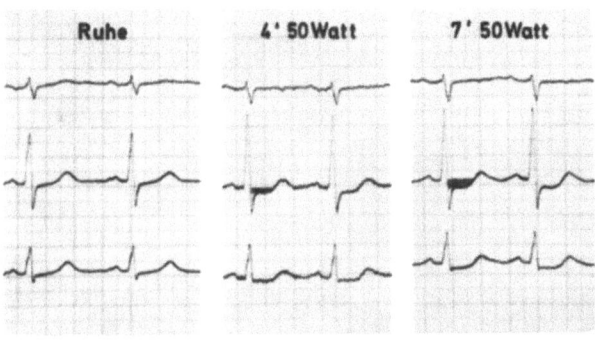

Abb. 4. Deutliche Minderung der Belastungs-Ischämiezeichen im EKG nach sublingualer Gabe eines ISDN-Metaboliten

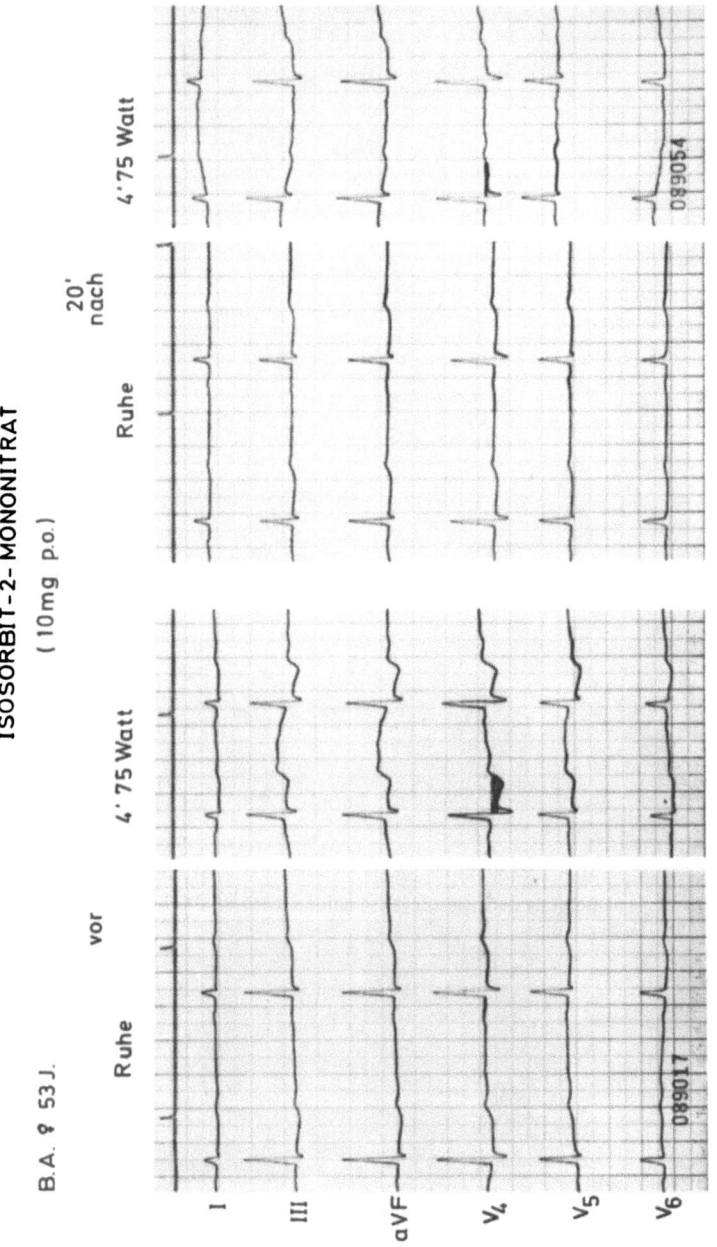

Abb. 5. Der ISDN-Metabolit ist auch bei oraler Applikation wirksam

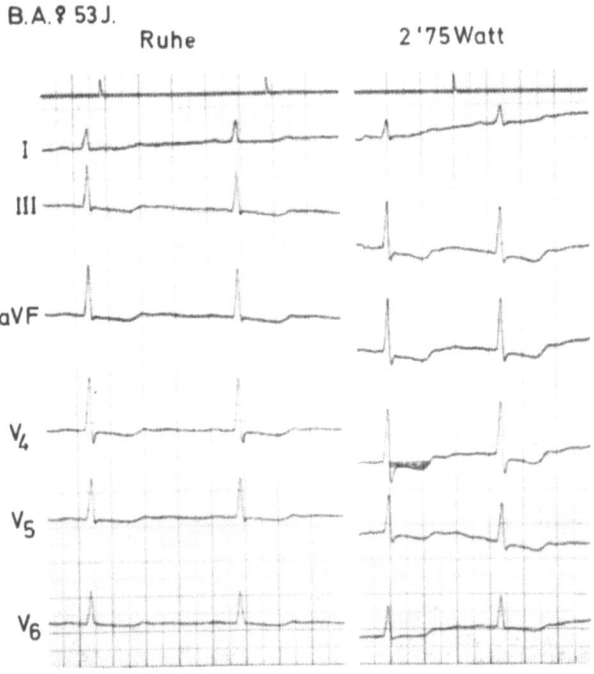

Abb. 6. Nach 4 Stunden ist die Wirkung des Nitrats nicht mehr sicher nachweisbar

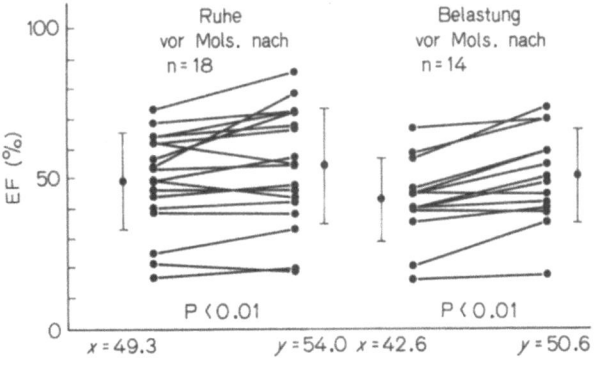

Abb. 7. Bei Patienten mit Belastungs-Ischämie wird auch durch Molsidomin die Austreibungsfraktion (EF) des linken Ventrikels signifikant gebessert

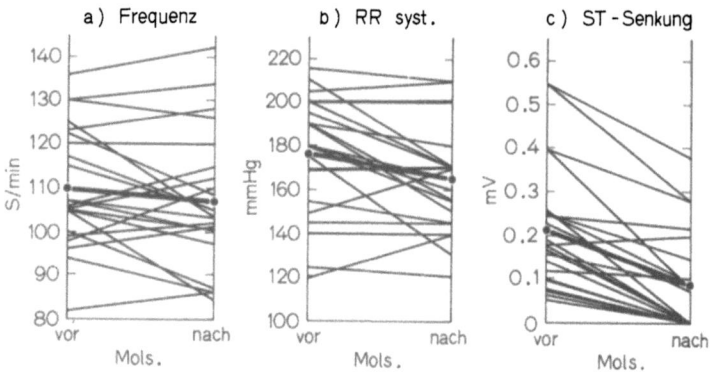

Abb. 8. Die maximale ST-Senkung wird bei vergleichbarer Belastungsstufe durch Molsidomin signifikant vermindert. Blutdruck und Frequenz zeigen keine gerichtete Änderung

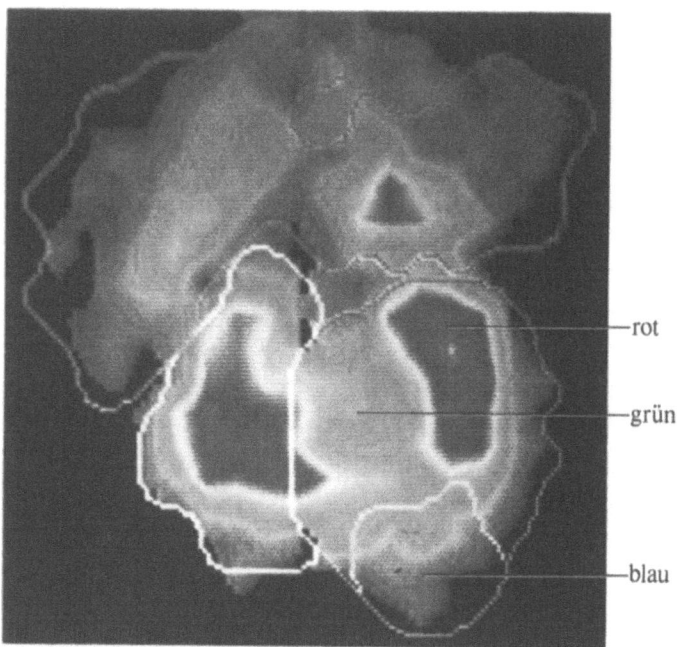

Abb. 9. a EKG-getriggertes Herzbinnenraumszintigramm bei einem Patienten mit einem Vorderwandinfarkt und einem Aneurysma im Spitzenbereich des linken Ventrikels. Normale Kontraktionsamplituden sind rot, eingeschränkte Amplituden grün und minimale Amplituden blau wiedergegeben

Abb. 9. b Es sind die Regionen der Abb. 9 näher bezeichnet. Der schraffierte Bereich ist die Region mit veränderter Phasenlage (Dyskinesie), der einem Spitzenaneurysma entspricht

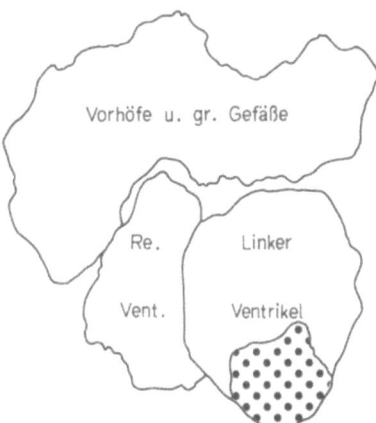

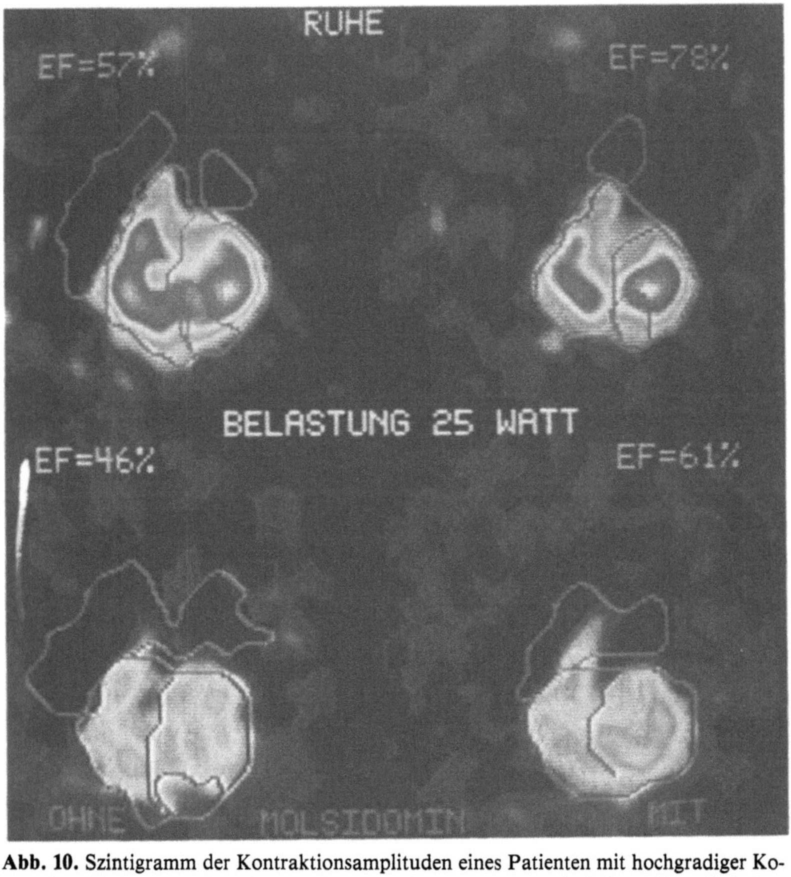

Abb. 10. Szintigramm der Kontraktionsamplituden eines Patienten mit hochgradiger Koronarinsuffizienz in Ruhe, oben, und unter Belastung, unten. Die linken Bilder sind ohne Medikamente, die rechten 20 min nach 2 mg Molsidomin. *EF* Austreibungsfraktion des linken Ventrikels

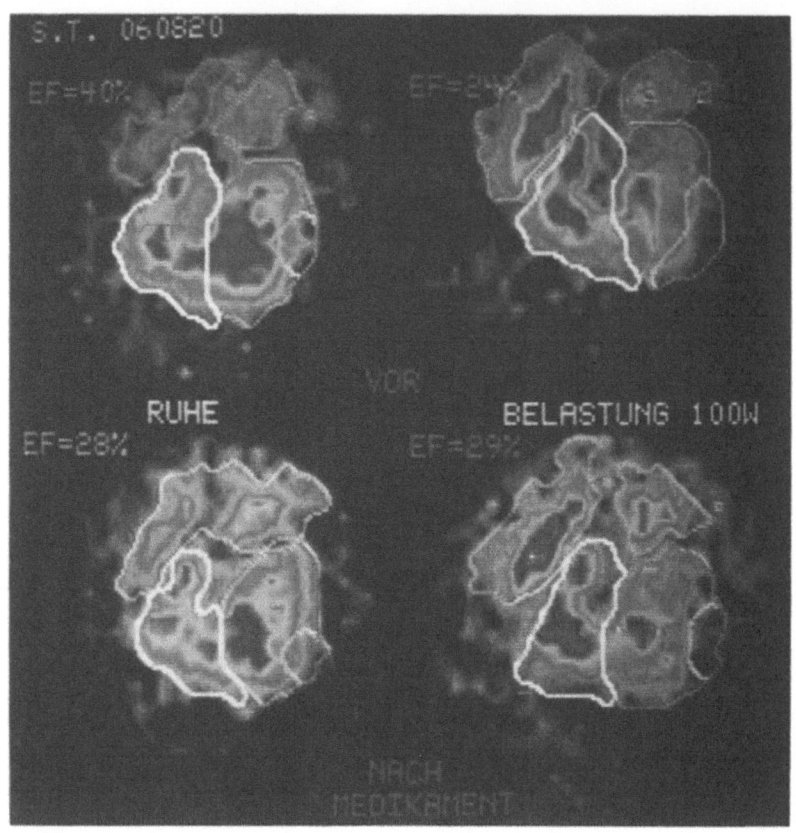

Abb. 11. Szintigramm der Kontraktionsamplituden bei Ischämie, besonders im Lateralwandbereich durch Stenose des R. circumflexus, geringer im R. interv. anterior. Linke Bilder in Ruhe, rechte nach Belastung mit 100 Watt, obere Bilder vor, untere Bilder nach Gabe eines Nitrats. Ruhepause und Medikament haben hier nicht ausgereicht, um trotz Symptomfreiheit die vorherige Funktion in Ruhe wiederherzustellen

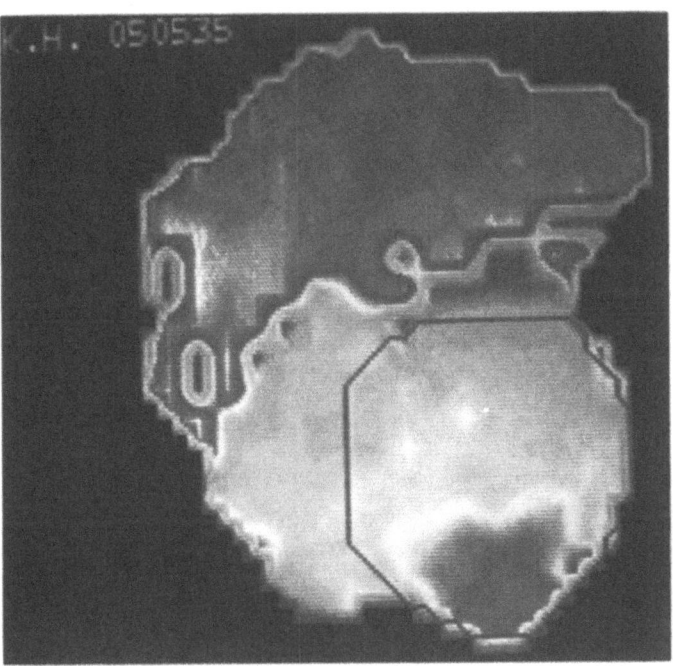

Abb. 12. Verteilung der Phasen der Zeitaktivitätskurve. *Grün* normale Phasen des linken und rechten Ventrikels. *Rot* zeigt in der Spitze eine Dyskinesie an, die obere große rote Fläche zeigt die andere Phasenlage der Vorhofkontraktion

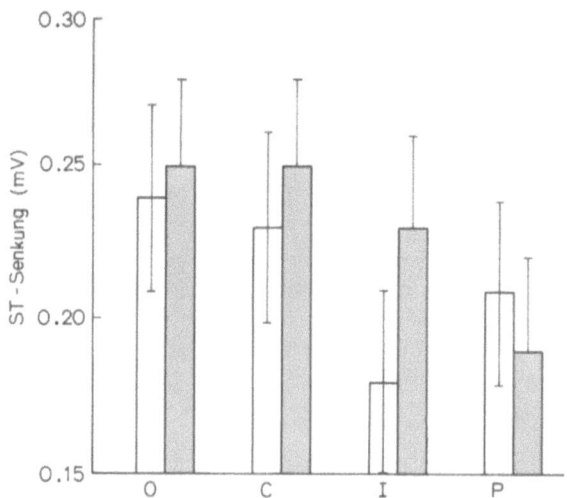

Abb. 13. Mittelwert und 95%-Vertrauensgrenzen (±0,029 im Kurzzeit-, ±0,031 im Langzeitversuch) der ST-Senkung im Kurzzeitversuch (hell) und im Langzeitversuch (dunkel). O = Oxyfedrin, C = Carbocromen, I = Isosorbiddinitrat, P = Practolol (3)

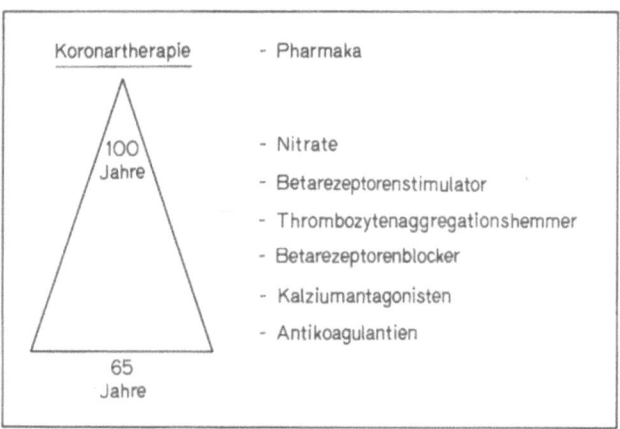

Abb. 14. Rangfolge der Medikamente für die Koronartherapie in Abhängigkeit vom Alter. Mit zunehmendem Alter müssen die weiter unten angegebenen Pharmaka immer vorsichtiger angewendet werden

Grundlagen der Bewegungstherapie bei der koronaren Herzkrankheit – Indikation und Kontraindikation

H. Weidemann

1. Vorbemerkung

Noch vor wenigen Jahren war es vielerorts durchaus üblich, Patienten mit koronarer Herzkrankheit, mit und ohne Herzinfarkt, weitgehend unabhängig von den Befunden der invasiven Herzfunktionsdiagnostik oder der Koronarangiographie in großen Trainingsgruppen zusammenzufassen, und sie nach einem einheitlichen Schema zu trainieren, in der Hoffnung und im guten Glauben, damit allen einheitlich zu einer besseren kardialen Leistungsfähigkeit verhelfen zu können.
Heute wissen wir, daß Indikation und Kontraindikation zur Bewegungstherapie des Koronarkranken individuell erarbeitet werden müssen und daß die Dosierung einer Bewegungstherapie oder einer Übungstherapie jeweils das Ergebnis objektiver diagnostischer Kriterien, nötigenfalls unter Einbeziehung invasiver Methoden, sein muß.
Körperliche Belastung und demzufolge auch körperliches Training können für den Koronarpatienten durchaus schädigend wirken, und zwar durch folgende 3 Faktoren einzeln oder in Kombination:
1. Myokardfaktor, 2. Ischämiefaktor und 3. Herzrhythmusstörungen.
Besondere Berücksichtigung müssen heute aber auch Ergebnisse finden, die zeigen, daß insbesondere bei schwerer Angina pectoris bei vielen Patienten nach entsprechender Indikationsstellung die größere Effektivität von der Koronarchirurgie im Vergleich zu medikamentöser Therapie und Bewegungstherapie zu erwarten ist.

2. Myokardfaktor

Bei Herzinfarktpatienten mit einer sehr großen Narbe kann das Restmyokard hämodynamisch leicht überlastet werden, was sich durch ein körperliches Training fatal verstärken kann. Eine dosierte Bewegungstherapie ist hier in der Lage, dem Patienten zu schaden und ihn über eine Belastungsherzinsuffizienz schließlich in eine Ruheherzinsuffizienz mit starker Herzvergrößerung und allen klinischen Zeichen hineinzumanövrieren. Hier muß unser ganzes Bestreben darin liegen, solchen Pa-

tienten durch eine gezielte medikamentöse Therapie die auf sie zu Hause wartenden einfachsten körperlichen Belastungen des Alltags möglich zu machen, wobei dann durchaus auch die Kombination mit einer vorbereitenden Übungstherapie im Rahmen von 25 bis höchstens 50 Watt (W) bei entsprechender Überwachung der Therapie indiziert ist.
Nach Roskamm u. Lönne [1] sollte folgender in Tabelle 1 wiedergegebene Leitsatz gelten:

Tabelle 1

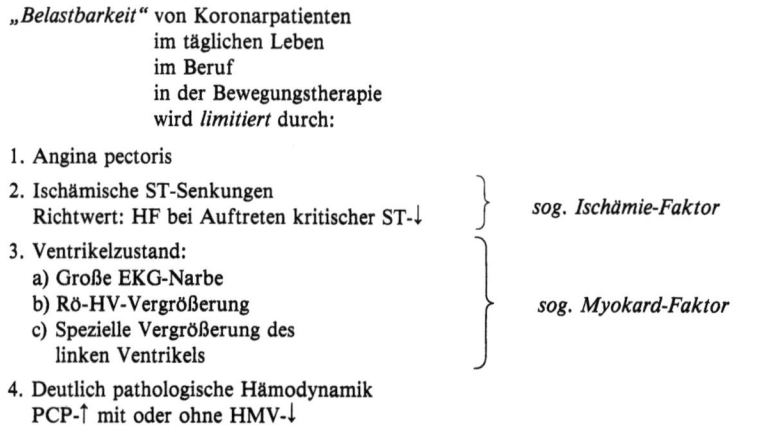

Nach Roskamm u. Mitarb. 1976, Rotenburger Tagung [1]

Die Berücksichtigung des Myokardfaktors bei der Beurteilung der Belastbarkeit des Herzinfarktpatienten ist eine weithin anerkannte Notwendigkeit geworden. Sie ist, insbesondere im Hinblick auf die Eingruppierung in eine dosierte Bewegungstherapie nach Herzinfarkt oder nur in eine Übungstherapie, durch Ergometertests allein nur unvollständig möglich und erfordert den Einsatz möglichst umfassender Methoden der Herzfunktionsdiagnostik. Aufgrund unserer eigenen Erfahrungen in der Rehabilitation von Herzinfarktpatienten im Rahmen von Anschlußheilbehandlungen (AHB) haben wir eine Gliederung des diagnostischen und therapeutischen Vorgehens vorgeschlagen [2], nach der wir uns im wesentlichen ausrichten (Abb. 1).
Die Indikation zur Durchführung einer Einschwemmkatheteruntersuchung wurde bei 1580 Herzinfarktpatienten im Rahmen einer Anschlußheilbehandlung im Zeitraum 1974/75 im Herz- und Kreislaufzentrum

Rotenburg in 32% der Fälle gestellt, bei 5500 Herzinfarktpatienten im Rahmen eines bisher üblichen Spätheilverfahrens im gleichen Zeitraum dagegen nur in 8,5% der Fälle. Im Rehabilitationszentrum Bad Krozingen wird die Indikation zu dieser Untersuchung bei fast allen Herzinfarktpatienten gestellt. Die Zwischenfallquote an einem eigenen Untersuchungsgut im Herz- und Kreislaufzentrum Rotenburg und diejenige des Rehabilitationszentrums Bad Krozingen werden in Tabelle 2 wiedergegeben.

Für diejenigen Ärzte, denen die Einschwemmkathetermethode nicht zur Verfügung steht, sei ausdrücklich auf die Notwendigkeit hingewiesen, sich über die röntgenologische Herzvolumenbestimmung und das Ruhe-EKG Rechenschaft über den Myokardfaktor bei Herzinfarktpatienten abzulegen. Weisen im Ruhe-EKG mehr als 4 Ableitungen (V1 – V6, I, aVL) infarkttypische Q-Zacken oder QS-Komplexe auf, besteht eine große Narbe, die mehr als 30% der Zirkumferenz des linken Ventrikels ausmacht [3].

Als Beispiel für die Einstufung von Herzinfarktpatienten in die Bewegungstherapie im Verlauf eines Anschlußheilverfahrens nach dem oben wiedergegebenen Schema seien hier die Werte von 480 männlichen Herzinfarktpatienten einer eigenen retrospektiven Studie demonstriert. Die Einteilung der Patienten in eine Stadieneinteilung der Ventrikelfunktion nach Roskamm und Reindell erfolgte nach dem Schema, welches in Abb. 2 wiedergegeben wird. Patienten der Gruppe I und II wurden jedoch in einer Gruppe als „abnorme Ventrikelfunktion" zusammengefaßt. Die Dosierung der Belastung in der Therapie erfolgte bis zum Termin der Einschwemmkatheteruntersuchung nach den Kriterien der Punkte 1, 2, 3 und 4 der in Abb. 1 angeführten Gliederung, nach Vorliegen der Einschwemmkatheterergebnisse nach den Kriterien der Stadieneinteilung. Die Belastung der Patienten mit Angina pectoris in der Bewegungstherapie erfolgte überwacht durchweg innerhalb der schmerzfreien Grenzen. Im Verlauf der hier ausgewerteten Anschlußheilbehandlungen wurden 18 Patienten in der Bewegungstherapie zeitweise um eine Stufe (25 W) zurückgestuft, bei 12 Patienten mußte eine vorübergehende Unterbrechung oder ein Abbruch der Bewegungstherapie aus klinischen Gründen erfolgen.

Aus Abb. 3 geht hervor, daß die Herzfrequenz auf gleichen submaximalen Belastungsstufen kein Auswahlkriterium für die Belastbarkeit von Herzinfarktpatienten darstellen kann, da sie für alle 4 Funktionsstadien praktisch gleich ist, worauf auch bereits Roskamm u. Lönne [1] wiederholt hingewiesen haben.

Die Abhängigkeit der Belastungshöhe im Verlauf der Therapie von der Eingliederung in die Stadieneinteilung der Ventrikelfunktion, d. h. vom

Tabelle 2. Häufigkeit von Todesfällen u. Herzinfarkten im Zusammenhang mit diagnostischen Untersuchungen (RHZ Bad Krozingen, Stand vom 31. 12. 1978)

	Anzahl	Todesfälle	Herzinfarkt
Ergometrie ohne invasive Maßnahmen	20541	2	2 (4)
Ergometrie mit Einschwemmkatheter	12006	∅	∅
Koronarangiographie	6218	1	∅

HZ Rotenburg, Stand vom 30. 6. 1977

	Anzahl	Todesfälle	Herzinfarkt
Ergometrie ohne invasive Maßnahmen	38724	∅	∅
Ergometrie mit Einschwemmkatheter	12006	∅	∅
Koronarangiographie	898	1	∅

Myokardfaktor, wird auf Abb. 4 deutlich erkennbar. Hier werden Mittelwerte und Streuung für den maximalen Wattpuls beim Belastungs-EKG bzw. für den Trainingswattpuls wiedergegeben. Die Einstufung in die Bewegungstherapie erfolgte sowohl vor als auch nach der Einschwemmkatheteruntersuchung mit einer gegenüber der maximalen Stufe des jeweils letzten Belastungs-EKG deutlich geringeren Belastungsstufe. Patienten im Stadium III bzw. IV (Belastungsherzinsuffizienz bzw. Ruheherzinsuffizienz) wurden praktisch nur in dem Grenzbereich für Alltagsbelastungen von 25 – 50 W einer vorbereitenden Übungstherapie unterzogen und von der systematisch steigernd dosierten Bewegungstherapie ausgeschlossen.

3. Ischämiefaktor

Während die Einschätzung der myokardialen Belastbarkeit in der Rehabilitationspraxis wegen des Fehlens von subjektiven Symptomen in den Frühstadien der Funktionseinschränkung und aus methodisch-meßtechnischen Gründen Schwierigkeiten bereiten könnte, ist die Berücksichtigung des Ischämiefaktors durch die charakteristischen Symptome und objektiven Befunde der Belastungskoronarinsuffizienz leichter möglich und sollte insbesondere im Rahmen der Bewegungstherapie sorgfältig erfolgen, weil sich daraus wichtige Kriterien für eine Verminderung der Belastungsdosis und für eine evtl. Veränderung der medikamentösen Therapie, im Vergleich zu Patienten ohne Belastungskoronarinsuffizienz, ergeben könnten. Prinzipiell sollte das Auftreten von Angina pectoris und von ischämischen ST-Senkungen im Belastungs-EKG eines Koronarpatienten heute Veranlassung dazu sein, möglichst vor Beginn einer Bewegungstherapie abzuklären, ob eine Indikation für einen koronarchirurgischen Eingriff besteht oder nicht.

Fragt man sich, welches die wesentliche pathophysiologische Grundlage für die Indikation einer Bewegungstherapie bei Koronarkranken ist, so ergibt sich, daß diese in der Verbesserung der Angina pectoris-Beschwerden bzw. in der Vergrößerung der Arbeitstoleranz gegenüber Belastungskoronarinsuffizienz besteht, welche durch eine Ökonomisierung der Herzarbeit erreicht werden kann. Demgegenüber tritt die immer wieder diskutierte mögliche verbesserte Kollateralenentwicklung durch Bewegungstherapie beim Menschen, die bisher nicht bewiesen ist, an Bedeutung zurück. Lediglich Tierexperimente [4, 5] weisen darauf hin, daß die Kollateralentwicklung an den Koronararterien durch Training verbessert werden kann. Viele Trainingsstudien liegen jedoch darüber vor, daß eine systematisch durchgeführte Bewegungstherapie die menschliche Herzarbeit infolge einer Ökonomisierung auf vergleichbaren Belastungsstufen vor und nach dem Training vermindert und auf diesem Wege den myokardialen Sauerstoffverbrauch reduziert [6, 7, 8, 9, 10, 11, 12]. Ein guter Parameter für die mechanische Herzarbeit ist das Produkt aus Herzfrequenz und systolischem Blutdruck. Zwischen diesem Produkt und der Sauerstoffaufnahme des Herzens besteht eine enge Korrelation. In einer randomisierten Trainingsstudie haben wir im Freiburger Arbeitskreis vor einigen Jahren Herzinfarktpatienten 44 Wochen lang 5× wöchentlich über 30 min auf einem Fahrradergometer mit einer Trainingsherzfrequenz von 120/min trainiert und deren Befunde einer Kontrollgruppe aus dem Randomisierungsschema gegenübergestellt. Nach 44 Wochen erreichten beide Vergleichsgruppen mit 104 W zwar die gleiche maximale Leistungsfähigkeit, das Produkt aus maximaler Herzfrequenz und maximalem systolischem Blutdruck während Belastung lag jedoch in der Trainingsgruppe um 19% niedriger als in der Kontrollgruppe. Dieses Ergebnis zeigte, daß eine trainingsbedingte Abnahme der Belastungsherzfrequenz und des systolischen Belastungsblutdrucks auch zu einer Abnahme der myokardialen Sauerstoffaufnahme und damit zu einer Ökonomisierung der Herzarbeit führen kann (Abb. 5) [10].

In einer unlängst von Ferguson et al. [13] veröffentlichten Trainingsstudie mit Angina pectoris-Patienten, bei denen Koronarsinuskatheterisierungen durchgeführt wurden, sind die Ergebnisse der oben zitierten älteren Studien durch interessante Befunde ergänzt und untermauert worden. Der Blutdurchfluß durch den Koronarsinus (CSBF) wurde mit einer kontinuierlichen Thermodilutionstechnik bestimmt. Der Blutdruck wurde fortlaufend in der Arteria brachialis gemessen [13]. Neben zahlreichen anderen Parametern wurden bestimmt: Koronarsinus-Blutdurchfluß (CSBF); Blutdruck-Herzfrequenzprodukt (PRP); Sauerstoffverbrauch des li. Ventrikels (LVO$_2$). Die wichtigsten Untersuchungsergebnisse seien in Abb. 6 und Abb. 7 wiedergegeben.

Die Ergebnisse zeigen, daß die durch Training induzierten Erniedrigungen des Blutdruck-Herzfrequenzproduktes bei Angina pectoris-Patienten auf einer vergleichbaren mittleren Belastungsstufe von 400 m/kg/min von einem erniedrigten Koronarsinusblutdurchfluß begleitet sind. Wenn der Koronarsinusblutdurchfluß gegen die Belastung aufgetragen wird, so wird deutlich, daß der Koronarsinusblutdurchfluß auch bei 500 m/kg/min nach dem Training niedriger ist (200 gegenüber 145 ml/min). Diese Belastungsstufe war die Angina pectoris-Schwelle vor dem Training und die Stufe, die sich ergab, um den Koronarsinusblutdurchfluß bei einer äquivalenten Herzfrequenz nach dem Training zu vergleichen. Die korrespondierenden Werte für die Sauerstoffaufnahme des linken Ventrikels waren 25,5 ml/min vor Training gegenüber 18,6 ml/min nach Training.

Ferguson et al. [13] schließen aus diesen Ergebnissen, daß die erhöhte Arbeitstoleranz von Angina pectoris-Patienten nach Training die Folge einer reduzierten Anforderung an den myokardialen Blutdurchfluß auf derjenigen Belastungsstufe ist, welche vor Beginn des Trainings noch in der Lage war, eine Ischämie und eine Angina pectoris zu produzieren, dies nach dem Training aber nicht mehr vermochte. Es kommt zu dieser Reduktion des Koronarsinusblutdurchflusses und des myokardialen Sauerstoffverbrauchs nach Training durch einen niedrigeren Sympathikus-drive auf das Herz und die Kreislaufperipherie, welcher sich in einer niedrigeren Herzfrequenz, einem niedrigeren Blutdruck und einer niedrigeren Kontraktilität des Myokards manifestiert. Gleichzeitig fand die gleiche Arbeitsgruppe [14] auch erniedrigte Katecholaminspiegel sowohl im arteriellen System als auch im Koronarsinusblut für eine vergleichbare Belastung vor und nach Training. Ferguson et al. [13] betont unter Hinweis auf die Untersuchungen von Clausen [6] und Ergebnisse seines eigenen Arbeitskreises die wahrscheinliche Verantwortung adaptiver Veränderungen der Kreislaufperipherie im Skelettmuskel für den erniedrigten Sympathikus-drive. Wurden Belastung und damit der Sympathikus-drive nach dem Training soweit erhöht, daß eine gleich hohe Herzfrequenz und ein gleich großes Blutdruck-Herzfrequenzprodukt wie vor dem Training erreicht wurde, so waren der Koronarsinusblutdurchfluß und sämtliche anderen hämodynamischen Parameter exakt die gleichen. Diese Befunde unterstützen die gute klinische Brauchbarkeit des Blutdruck-Herzfrequenzproduktes für die Abschätzung der

Veränderungen des koronaren Blutdurchflusses während submaximaler Belastung.
Wie ähnlich die Wirkung eines körperlichen Trainings und die Wirkung von Betarezeptorenblockern auf Herzfrequenz und Kontraktilität des Myokards sind, geht aus Untersuchungen von Roskamm u. Samek [3] hervor, die in Abb. 8 und 9 wiedergegeben werden. Die Herzfrequenzreduktion während Belastung war für beide therapeutische Maßnahmen praktisch identisch. Der Befund einer reduzierten Kontraktilität auf vergleichbaren Belastungsstufen beim Trainierten war von den Untersuchern erstmals erhoben worden und als das Ergebnis eines reduzierten Sympathikus-drives während körperlicher Belastung angesehen worden. Beide Effekte, Abnahme der Herzfrequenz und Abnahme der Kontraktilität während Belastung, bedingen einen erniedrigten myokardialen Sauerstoffverbrauch während Belastung, was von Heiss et al. [15] nachgewiesen werden konnte. Die zitierten Untersuchungen von Ferguson et al. [13] (s. S. 82) ergänzen diese Befunde. Roskamm [3] weist sehr zu Recht darauf hin, daß die Effektivität sowohl der Bewegungstherapie als auch der Therapie mit Betarezeptorenblockern besonders dann groß sein wird, wenn vor Beginn eines Trainings relativ hohe Herzfrequenzen in Ruhe und bei Belastung vorliegen, und daß sie nur geringer sein wird, wenn die Herzfrequenzen primär niedrig sind.
Die retrospektive Aufteilung unseres Kollektivs von 480 Patienten (s. S. 79) mit Herzinfarkt im Anschlußheilverfahren in Patienten mit Angina pectoris und Patienten ohne Angina pectoris in Abb. 10 und 11 dokumentiert die geringere Belastbarkeit der Patienten mit Angina pectoris deutlich, auf die im Rahmen der Bewegungstherapie, wie eingangs angeführt, besonders Rücksicht genommen wurde.

4. Herzrhythmusstörungen

Das Aufdecken von bedeutenden Herzrhythmusstörungen bei Koronarpatienten vor Eintritt in die Bewegungstherapie oder während der ersten Phase eines Bewegungstherapieprogramms ist heute eine zwingende diagnostische Verpflichtung geworden. Bedeutende Herzrhythmusstörungen (häufige monotope ventrikuläre Extrasystolen über 10/Untersuchungseinheit, polytope ventrikuläre Extrasystolen, ventrikuläre Extrasystolen in 2er Ketten, ventrikuläre Tachykardie, R- auf T-Phänomen) sind zum großen Teil für den plötzlich eintretenden Herztod im chronischen Stadium der Herzinfarkterkrankung verantwortlich und bedürfen deshalb nach Erkennung einer entsprechenden Therapie. Ihr Vorhandensein kann den Patienten während Bewegungstherapie gefährden [16]. Wie eng die relative Häufigkeit von bedeutenden Herzrhythmusstörungen mit den zuvor besprochenen Faktoren Myokardfaktor und Ischämiefaktor zusammenhängt, geht aus einer umfassenden Untersuchung von Samek et al. [17] über Herzrhythmusstörungen nach Herzinfarkt und ihre Beziehungen zur Bewegungstherapie hervor. Die Autoren untersuchten bei 1003 Patienten, beginnend frühestens 1 Monat nach dem Herzinfarkt, die Häufigkeit der Rhythmusstörungen im Ruhe-EKG, im Belastungs-EKG und im Telemetrie-EKG während Bewegungstherapie (Gehen, Gymnastik, Ergometertraining und Schwimmen). Bei einem Kollektiv von 302 Patienten mit transmuralem Herzinfarkt vor frühestens 2 Monaten wurde die Beziehung zwischen Herzrhythmusstörungen einerseits und der hämodynamischen Stadieneinteilung der Einschwemmkatheteruntersuchung, dem röntgenologischen Herzvolumen und der Koronarographie andererseits analysiert. Mit Verschlechterung der Hämodynamik nahm von Stadium zu Stadium der oben erläuterten Stadieneinteilung die Zahl bedeutender Herzrhythmusstörungen signifikant zu. Mit Zunahme des relativen Herzvolumens nahm die Zahl der bedeutenden Herzrhythmusstörungen signifikant zu. 3-Gefäßerkrankungen wiesen statistisch signifikant mehr bedeutende Rhythmusstörungen auf als 1-Gefäßerkrankungen. Bei einer schweren Beeinträchtigung der Ventrikelfunktion im Ventrikulogramm fanden sich in 93% bedeutende Herzrhythmusstörungen gegenüber nur 16% bei normaler Ventrikelfunktion.

Die Untersuchung zeigt, daß nur eine sorgfältige Erfassung und Berücksichtigung der Ergebnisse der hier diskutierten Untersuchungs- und Überwachungsmethoden in der Lage sein kann, eine potentielle Gefährdung von Patienten in der Bewegungstherapie durch bedeutende Herzrhythmusstörungen zu vermeiden.

Bewegungstherapie oder Koronarchirurgie

Roskamm u. Samek [3] stellten in einer kürzlich erschienenen Arbeit einen Vergleich der beiden Therapieverfahren, Bewegungstherapie und Koronarchirurgie, in folgenden Punkten an: Funktionelle Verbesserung; Prognoseverbesserung; Prävention von Herzinfarkten; Begrenzung der Bewegungstherapie bei möglicher Koronarchirurgie; Kontraindikation der Bewegungstherapie bei möglicher Koronarchirurgie.

Aus der Gegenüberstellung der Verringerung der ischämischen ST-Senkung unter maximaler körperlicher Belastung vor und nach Training und vor und nach Bypass-Operation ist zu ersehen, daß die eingangs diskutierten funktionellen Verbesserungen durch ein körperliches Training

nicht das entscheidende Maß erreichen können wie eine aorto-koronare Venen-Bypass-Operation.
Ob ein körperliches Bewegungstraining zu einer Prognoseverbesserung bei Koronarpatienten führt, ist statistisch wohl insbesondere wegen der meist gleichzeitig durchgeführten differenten medikamentösen Therapie schwer zu untersuchen. In einer randomisierten Studie an 315 Patienten über 4 Jahre konnte Sanne [5] in der Trainingsgruppe zwar etwas weniger Todesfälle gegenüber der Kontrollgruppe nachweisen, dies jedoch nicht statistisch sichern. Die Prognose der Patienten mit koronarer Bypass-Operation hängt nach den heute vorliegenden Erkenntnissen wohl im wesentlichen davon ab, ob es sich um eine 3-Gefäßerkrankung, 2-Gefäßerkrankung oder 1-Gefäßerkrankung handelt, die operiert wurde, oder ob eine linke Hauptstammstenose präoperativ vorlag [18, 19, 20].
Die Prävention vor späterem Myokardinfarkt ist nach Roskamm [3] bislang weder durch die eine noch durch die andere Methode gesichert.
Ein geringer Effekt der Bewegungstherapie gegenüber einer gut möglichen koronarchirurgischen Operation ist nach Roskamm [3] bei den Patienten zu erwarten, die eine Bradykardie in Ruhe und bei Belastung aufweisen, die eine schwere Angina pectoris bei 3-Gefäßerkrankung oder linker Hauptstammstenose haben, oder die außer ihrer koronaren Herzkrankheit noch wesentliche Zweiterkrankungen aufweisen, die die körperliche Leistungsfähigkeit für ein Bewegungstraining einschränken (z. B. Claudicatio intermittens).
Zusammenfassend ergeben sich als Kontraindikationen für eine steigernd dosierte Bewegungstherapie bei Koronarkranken 1. die Herzinsuffizienz in Ruhe und auf niedrigen Belastungsstufen, 2. die schwere Angina pectoris in Ruhe oder von Crescendocharakter und 3. bedrohliche Herzrhythmusstörungen. Die Patienten mit schwerer Angina pectoris bilden, wie die Abb. 13 von Roskamm und Samek abschließend zeigt, die Hauptindikationsgruppe für die Koronarchirurgie.

Literatur

1. Roskamm H, Lönne E (1977) Eine Interpretation der Untersuchungsergebnisse nicht invasiver Methoden der Herzfunktionsdiagnostik aus dem Blickwinkel invasiver Untersuchungsergebnisse. 3. Jahrestagung der „Deutschen Arbeitsgemeinschaft für kardiologische Prävention und Rehabilitation e.V. in Rotenburg. Tagungsbericht. Gödecke, Freiburg
2. Weidemann H, Attar H, Sauerbier J, Biesterfeld H (1977) Zur Berücksichtigung des ischämischen Faktors während der Rehabilitation des Herzinfarktpatienten. Herzkreislauf 11:629–640

3. Roskamm H, Samek L (1978) Die Bedeutung des Sports in der Therapie der koronaren Herzkrankheit. Dtsch Ärztebl 50:3039 – 3044
4. Eckstein RW (1957) Effect of exercise on coronary artery narrowing on coronary collateral circulation. Circ Res 5:230
5. Sanne H (1977) Physical training after myocardial infarction. In: Critical Evaluation of Cardiac Rehabilitation. Bibl Cardiol 36:164 – 173
6. Clausen JF, Trap-Jensen J, Lassen NA (1970) The effects of training on the heartrate during arm and leg exercise. Scand J Clin Lab Invest 26:3
7. Frick MH (1971) Effects of physical training in coronary heart disease. Verh Dtsch Ges Kreislaufforsch 37:94
8. Hellerstein HK, Hornstein ER, Goldberg AN, Dulando AG, Friedman EK, Hirsch EZ, Marik S (1967) The influence of active conditioning upon subjects with coronary artery disease. Can Med Assoc J 96:901
9. Hellerstein HK (1968) Exercise therapy in coronary disease. Bull NY Acad Med 44:8
10. Schaper W, Flameng W, Snoeckx L, Jagenau A (1971) Der Einfluß körperlichen Trainings auf den Kollateralkreislauf des Herzens. Verh Dtsch Ges Kreïslaufforsch 37:112
11. Schnellbacher K, Roskamm H, Weidemann H, Bergmann R, Buchwalsky R, Barmeyer J, Reindell H (1972) Effekte langzeitigen körperlichen Trainings auf den Verlauf der koronaren Herzerkrankung. Munch Med Wochenschr 31:1343 – 1348
12. Weidemann H, Draeger R (1974) Die Bewegungstherapie mit Herzinfarkt-Patienten in einem Rehabilitationszentrum. Z Krankengymn 39 – 46
13. Ferguson RJ, Cote P, Gauthier P, Bourassa MG (1978) Changes in exercise coronary sinus blood flow with training in patients with angina pectoris. Circulation 58/1: 41 – 47
14. Cousineau D, Ferguson RJ, de Champlain J, Gauthier P, Cote P, Bourassa MG (1977) Catecholamines in coronary sinus during exercise in man before and after training. J Appl Physiol 43:801
15. Heiss HW, Barmey-er J, Wink K, Hell G, Cerny FJ, Keul J, Reindell H (1976) Studies on the regulation of myocardial blood flow in man. Basic Res Cardiol 71:658 – 675
16. Stein G (1977) Die Erkennung und Überwachung von Herzrhythmusstörungen während der Bewegungstherapie. 3. Jahrestagung der „Deutschen Arbeitsgemeinschaft für kardiologische Prävention und Rehabilitation e.V." in Rotenburg/F. Tagungsbericht. Gödecke, Freiburg
17. Samek L, Kirste D, Roskamm H, Stürzenhofecker P, Prokoph J (1977) Herzrhythmusstörungen nach Herzinfarkt. Herzkreislauf 11:641 – 649
18. Campeau L (1978) Survival following aortocoronary bypass graft surgery. Cleve Clin Q 45:160
19. Flemma RJ (im Druck) The effects of aortocoronary bypass surgery on life expect ancy – a non-radomized study. In: Coronary heart surgery – a rehabilitation measure, Symposium, Bad Krozingen 1978
20. Hall RJ (im Druck) Does coronary bypass surgery protong life expectancy. In: Coronary heart surgery – a rehabilitation measure. Symposium, Bad Krozingen 1978
21. Radke JD, Hellerstein HK, Salzman SH, Maistelman HM, Ricklin R (1970) The quantitative effects of physical conditioning on the exercise electrocardiogram of subjects with arteriosclerotic heart disease and normal subjects. In: Medicin and sport, 4: Physical activity and aging. Karger, Basel New York, pp 168 – 194
22. Roskamm H, Schmuziger M, Weisswange A, Jauch KW, Petersen J, Stürzenhofecker P, Görnandt L, Samek L, Hahn Ch (1977) Ergometrische und hämodynamische Ergebnisse nach aorto-koronarer Bypass-Operation bei 378 Patienten. Schweiz Med Wochenschr. 107:1888 – 1896

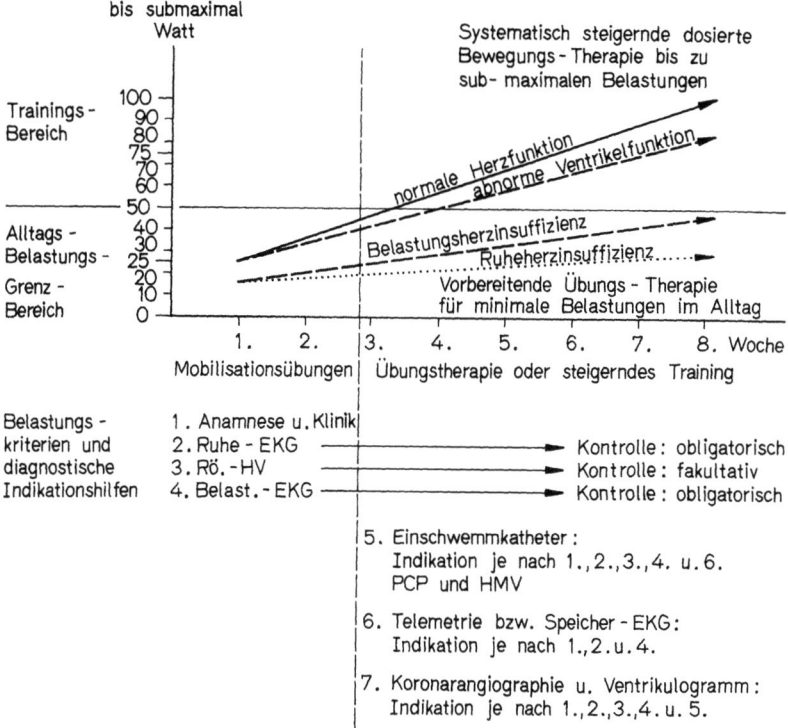

Abb. 1. Gliederung diagnostischen und therapeutischen Vorgehens bei Herzinfarktpatienten im direkten Anschlußheilverfahren

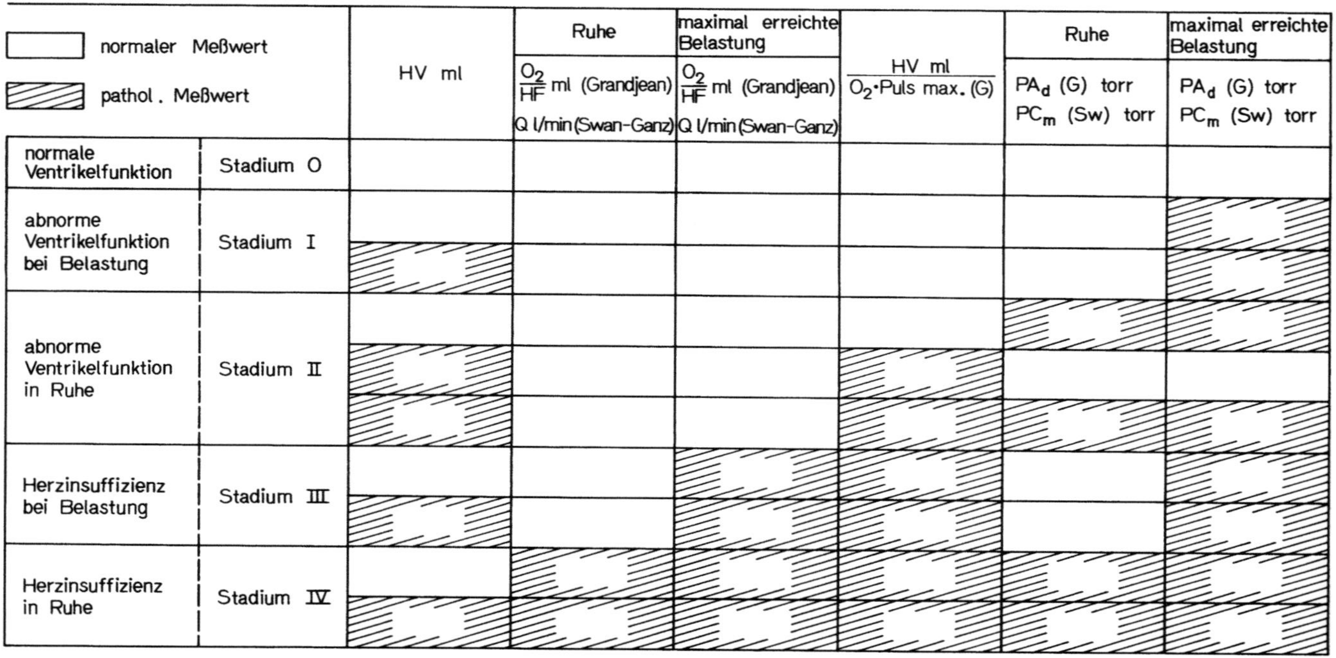

		HV ml	Ruhe $\frac{O_2}{HF}$ ml (Grandjean) Q l/min (Swan-Ganz)	maximal erreichte Belastung $\frac{O_2}{HF}$ ml (Grandjean) Q l/min (Swan-Ganz)	$\frac{HV\ ml}{O_2\cdot Puls\ max.\ (G)}$	Ruhe PA$_d$ (G) torr PC$_m$ (Sw) torr	maximal erreichte Belastung PA$_d$ (G) torr PC$_m$ (Sw) torr
normale Ventrikelfunktion	Stadium 0						
abnorme Ventrikelfunktion bei Belastung	Stadium I	///					///
abnorme Ventrikelfunktion in Ruhe	Stadium II	///				///	///
Herzinsuffizienz bei Belastung	Stadium III	///		///	///	///	///
Herzinsuffizienz in Ruhe	Stadium IV	///	///	///	///	///	///

Legend: ☐ normaler Meßwert / ▨ pathol. Meßwert

Abb. 2. Stadieneinteilung der Ventrikelfunktion nach Roskamm und Reindell modifiziert für die Auswertung von Einschwemmkatheter-Befunden nach Grandjean oder Swan-Ganz im HKZ Rotenburg

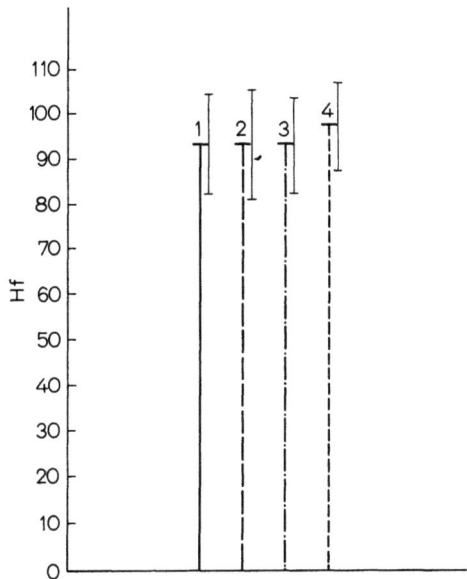

Abb. 3. Herzfrequenz bei gleicher Belastung von 50 W (Fahrradergometer im Sitzen) bei 241 männlichen Herzinfarktpatienten (Anschlußheilverfahren); ——— *1* normale Herzfunktion, – – – *2* abnorme Ventrikelfunktion; · – · – · *3* Belastungsherzinsuffizienz; ----- --- *4* Ruheherzinsuffizienz

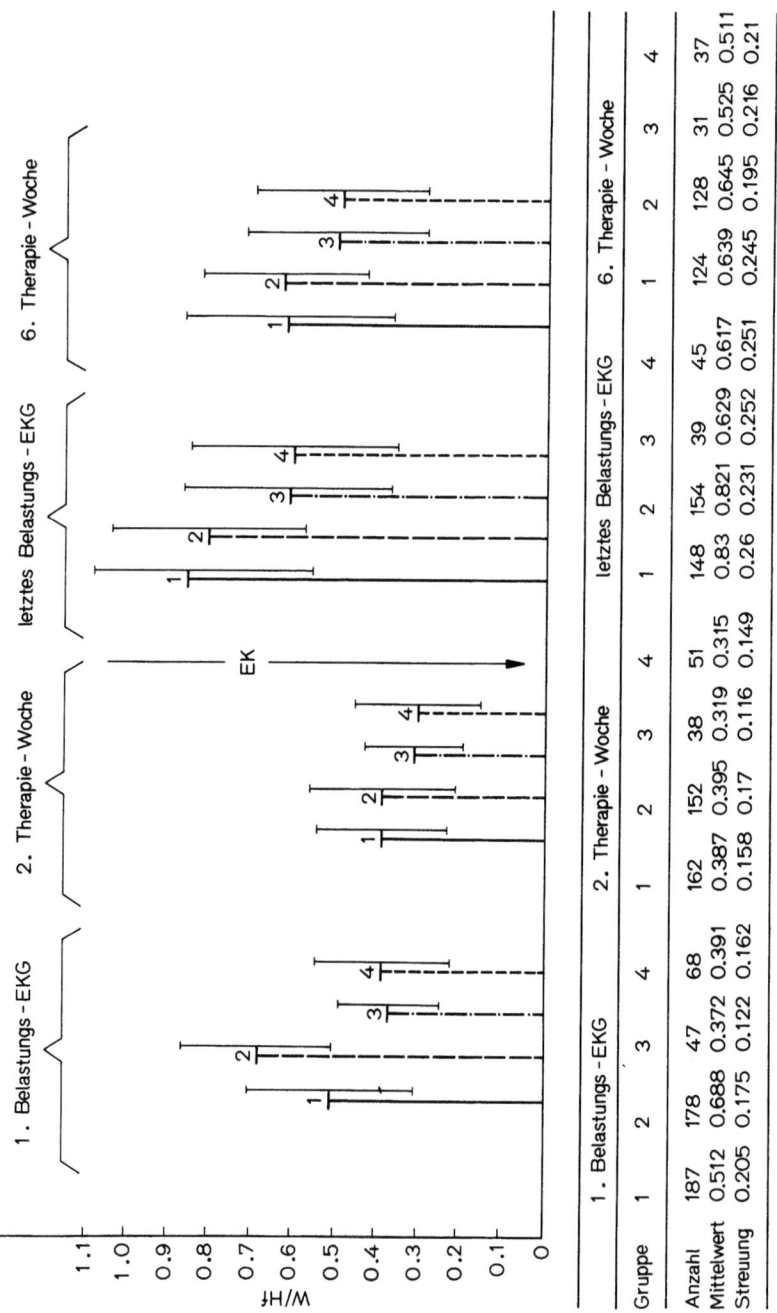

Abb. 4. Maximaler Watt-Puls beim Belastungs-EKG und Trainings-Watt-Puls in der Bewegungstherapie bei 480 männlichen Herzinfarktpatienten (Anschlußheilverfahren) ——— *1* normale Herzfunktion; – – – *2* abnorme Ventrikelfunktion; –·–·– *3* Belastungsherzinsuffizienz; --------- *4* Ruheherzinsuffizienz

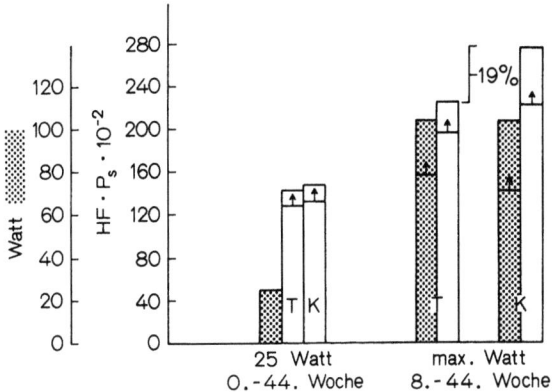

Abb. 5. $HF \times P. \times 10^{-2}$ im Verlauf von 44 Trainingswochen

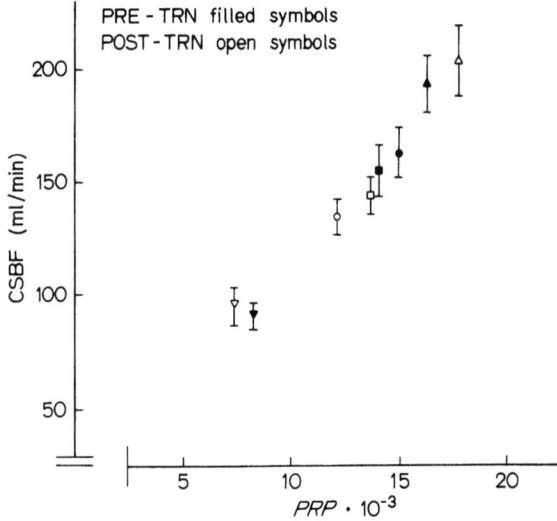

Abb. 6. Beziehung zwischen Koronarsinusfluß (CSBF) und dem Produkt aus mittlerem Brachialarteriendruck und Herzfrequenz ($PRP \times 10^{-3}$) für die vier Testbedingungen vor und nach Training (TRN): Ruhe (umgekehrte Dreiecke), gleiche Belastung (Kreise), gleiche Herzfrequenz (Vierecke) und Maximalbelastung (aufrechte Dreiecke). Mittelwerte und Standardabweichung

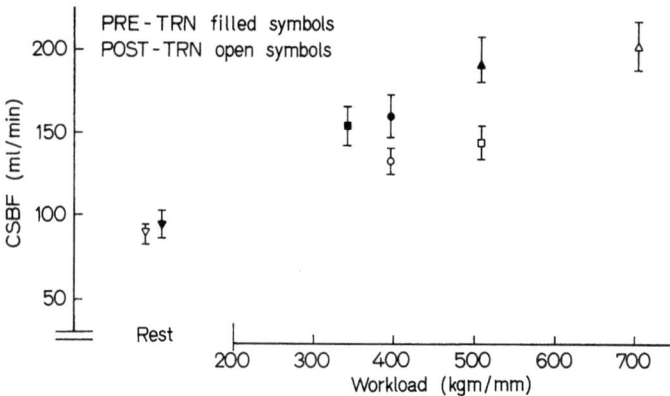

Abb. 7. Beziehung zwischen Koronarsinusfluß (CSBF) und Belastung vor und nach Training (TRN) für die vier Testbedingungen: Ruhe (umgekehrte Dreiecke), gleiche Belastung (Kreise), gleiche Herzfrequenz (Vierecke) und Maximalbelastung (aufrechte Dreiecke). Mittelwerte und Standardabweichung

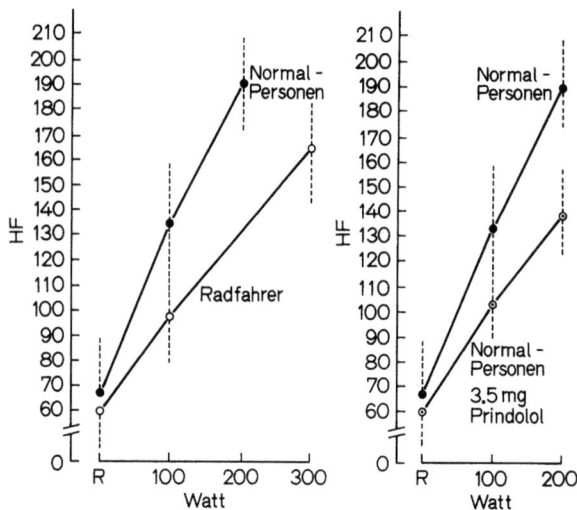

Abb. 8. Herzfrequenz bei Normalpersonen, Radrennfahrern und Normalpersonen nach Gabe eines Betablockers [3]

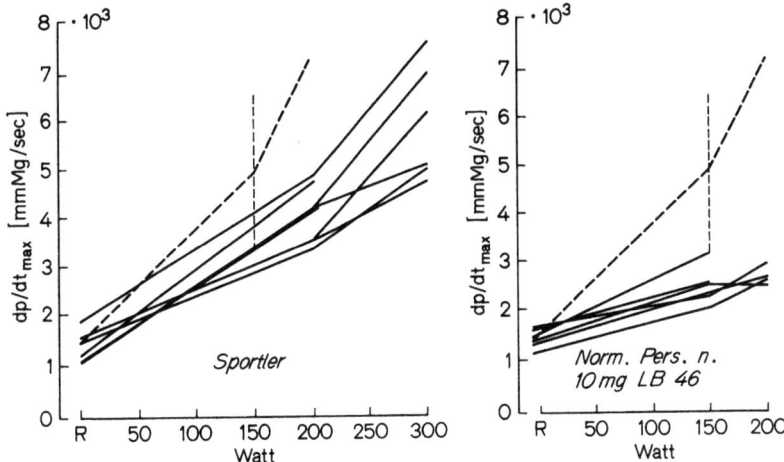

Abb. 9. Myokardiale Kontraktilitätsänderung dp/dt max unter körperlicher Belastung bei Sportlern und bei Normalpersonen nach Gabe von Beta-Blocker Prindolol. Gestrichelt: $\bar{x}$ + 2 SD Bereich von gesunden Untrainierten [3]

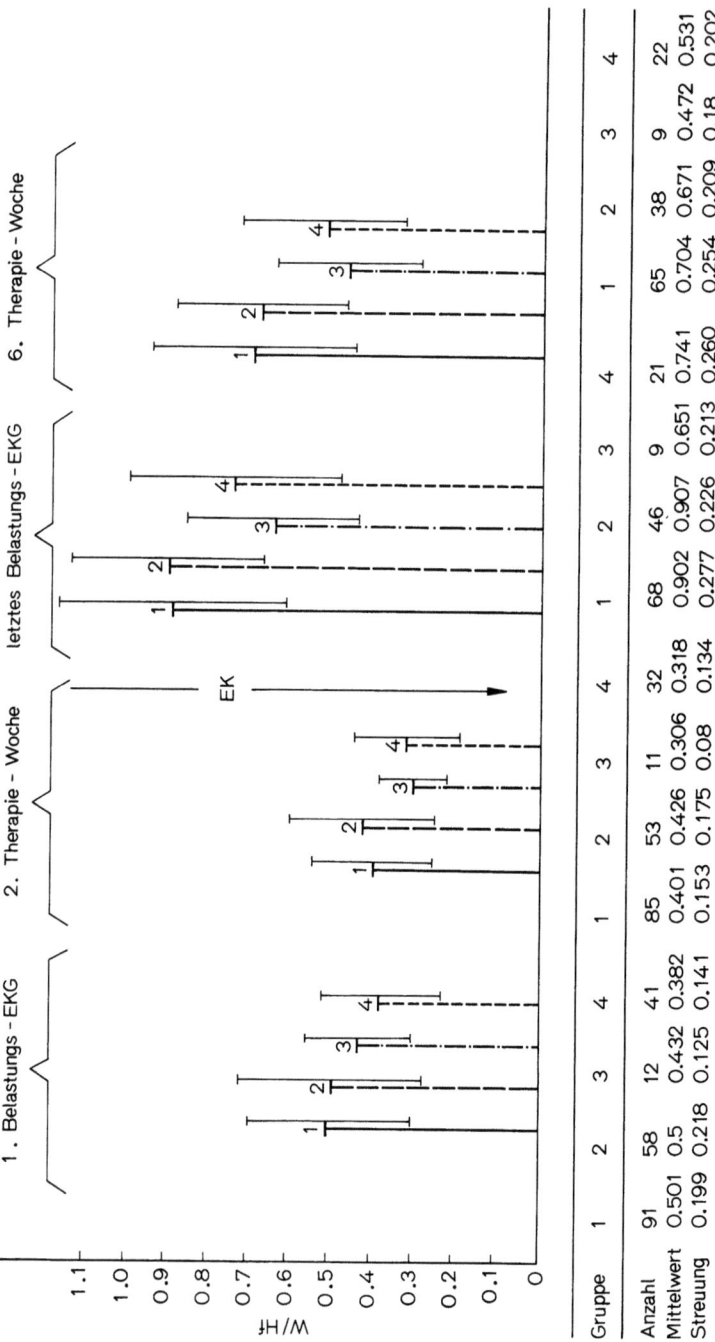

Abb. 10. Maximaler Watt-Puls beim Belastungs-EKG und Trainings-Watt-Puls in der Bewegungstherapie bei 202 männlichen Herzinfarktpatienten ohne Angina pectoris und ST-Senkung im Belastungs-EKG (Anschlußheilverfahren)

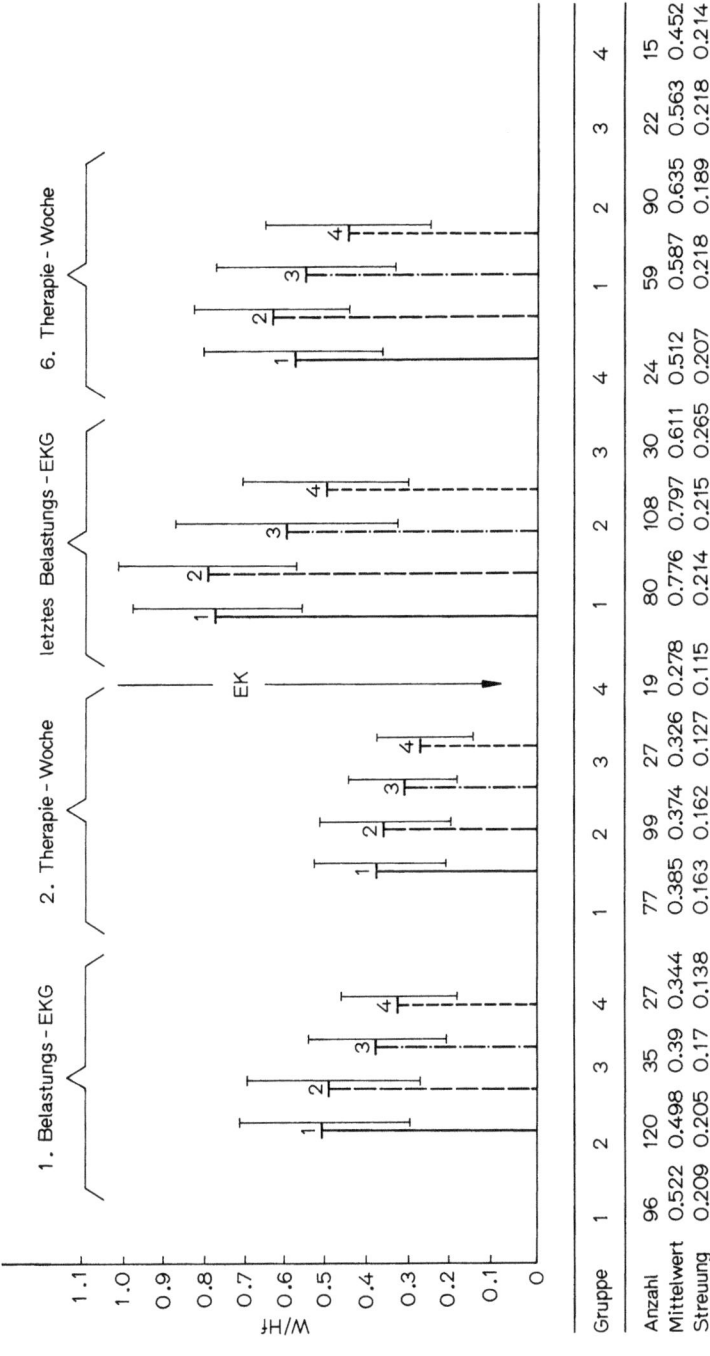

Abb. 11. Maximaler Watt-Puls beim Belastungs-EKG und Trainings-Watt-Puls in der Bewegungstherapie bei 278 männlichen Herzinfarktpatienten mit Angina pectoris und ST-Senkung im Belastungs-EKG (Anschlußheilverfahren)

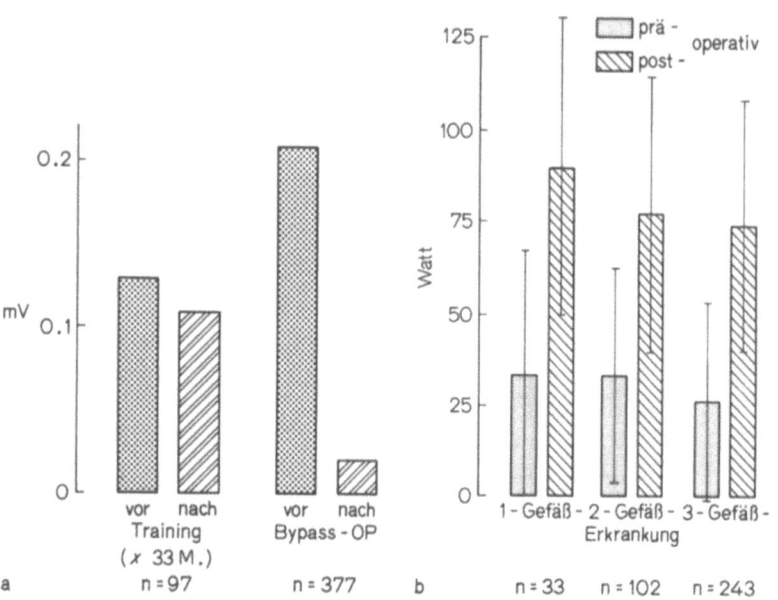

Abb. 12. a Ischämische ST-Senkung unter maximaler körperlicher Belastung vor und nach durchschnittlich 33 Monaten Training und Bypass-Operation [21, 22, 23]. **b** Angina-pectoris-freie Leistung prä- und postoperativ bei 378 Patienten mit 1-, 2- und 3-Gefäß-Erkrankungen ($\bar{x}$ + SD)

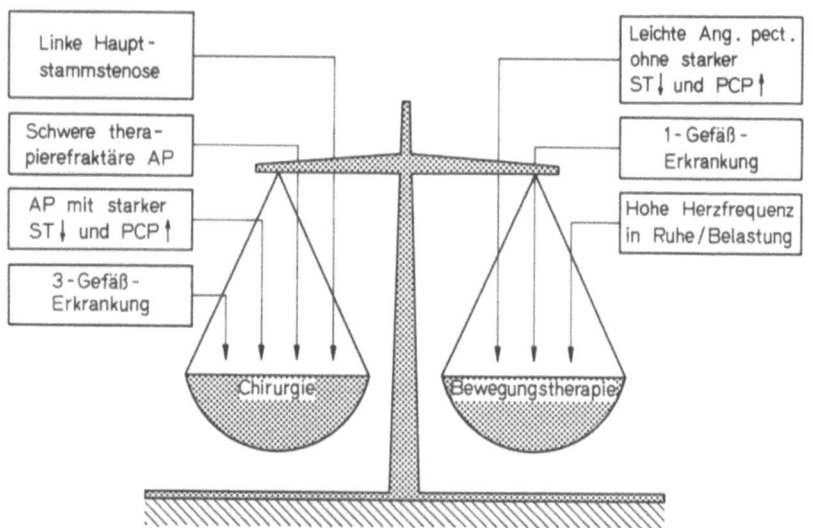

Abb. 13. Indikationen zur Koronarchirurgie und Bewegungstherapie (schematische Darstellung) [22, 3]

Erfolge der aktiven Rehabilitation

R. Ehrenböck

1. Einleitung

Um den Erfolg in der aktiven Rehabilitation zu beurteilen, soll zunächst über den Therapieablauf im Rehabilitationszentrum Felbring der Pensionsversicherungsanstalt der Arbeiter berichtet werden.
Im Rehabilitationszentrum Felbring gelangten in den letzten Jahren fast ausschließlich Anschlußheilverfahren nach Herzinfarkt bzw. nach Herzoperation zur Aufnahme, worunter wir die möglichst nahtlose Überstellung eines Patienten von der Klinik, bzw. vom Akutkrankenhaus, in das Rehabilitationszentrum verstehen. Die Frührehabilitation soll also nahtlos an die Frühmobilisation anschließen.

2. Indikationen für die aktive Rehabilitation

Alle Infarktpatienten, die gesundheitserzieherischer und bewegungstherapeutischer Maßnahmen sowie einer konsequenten medikamentösen Langzeittherapie bedürfen und diesen Maßnahmen gegenüber einsichtsvoll erscheinen, sollten der aktiven Rehabilitation zugeführt werden. Die Altersgrenze sollte sich nach dem biologischen und nicht nach dem kalendarischen Alter richten.

3. Kontraindikationen für die aktive Rehabilitation

Nicht der Rehabilitation zugeführt werden sollten 1. Patienten mit medikamentös unbeeinflußbarer Rechts- oder Linksinsuffizienz bei röntgenologisch beträchtlich dilatiertem Herzen und/oder Angina pectoris gravis;
2. medikamentös nicht beeinflußbaren Herzrhythmusstörungen, z. B. hämodynamisch wirksame Arrhythmien in Ruhe;
3. stärkeren irreversiblen zerebralen Gefäßschäden und Folgezuständen;
4. maligner Hypertonie und
5. akut oder subakut entzündlichen Begleiterkrankungen.

4. Verlegung und Aufnahme ins Rehabilitationszentrum

Den Zeitpunkt des Transports bestimmt die jeweilige Klinik bzw. das Akutspital. Als optimaler Zeitpunkt für die Überstellung zur Rehabilitation nach komplikationslosem Infarktverlauf hat sich die 1. – 3. Woche, für Bypass-Operierte das Ende der 4. Woche ergeben. Sofort nach der Aufnahme erfolgt eine genaue klinische Untersuchung mit EKG und Röntgenthoraxaufnahme. Die medikamentöse Therapie des Akutkrankenhauses wird fortgesetzt. Entsprechend dem Mobilisierungsgrad wird die Bewegungstherapie weitergeführt.

Wir teilen die Patienten in verschiedene Leistungsgruppen ein, wobei die Risikopatienten, z. B. Patienten mit schweren Rhythmusstörungen bzw. Patienten kurz nach dem Infarktgeschehen, unter Einzelbelastung kommen. Die weitere Steigerung erfolgt über die Gruppe E-Haus, E-Gelände, Gruppe D bis A, wobei in jeder höheren Gruppe eine Zunahme der Zahl und der Intensität des Therapieprogramms erfolgt.

5. Einzelbelastung

Diese besteht darin, daß der einzelne Patient (Tabelle 1) meist unter telemetrischer Kontrolle mit dem Therapeuten im Beisein eines Arztes und einer Schwester dreimal am Tag ein bestimmtes Therapieprogramm in der Dauer von ca. 10 min durchführt. Bei Patienten, die schon in den ersten Tagen nach dem Infarkt zu uns kommen, wird das Frühmobilisierungsprogramm nach Empfehlung der WHO durchgeführt. Das EKG bzw. Pulsfrequenz und Blutdruck werden vor, zum Zeitpunkt der maximalen Belastung und ca. 2 min nach der Belastung registriert (alle Telemetriesignale werden auf Band gespeichert), wobei streng darauf geachtet wird, daß der Ruhepuls nicht mehr als 20 Schläge/min ansteigt, bzw. 10 Schläge/min absinkt, bzw. der Wert von 120 Schlägen/min nicht überschritten wird. Wenn der Patient 2 Stockwerke in angemessener Zeit ohne pathologische Arbeitsreaktion (normale Pulsveränderung,

Tabelle 1. Einzelbelastung

Dauer: 3 × 10 min täglich
Fortsetzung der Frühmobilisation
Bett – Querbett – Zimmer – Gang – Stiege
(Telemetriekontrolle)
Dehnungs-, Lockerungs-, Atemübungen

keine Rhythmusstörungen, Angina pectoris oder Schweißausbruch und kein Blutdruckabfall) durchsteigen kann, erfolgt die Umreihung in die Gruppe E-Haus.

6. Gruppe „E-Haus"

Hier erfolgt die Therapie (Tabelle 2) bereits in Gruppen unter Aufsicht eines Bewegungstherapeuten und einer Schwester. Bei bestimmten Patienten, wie z. B. bei Neigung zu Extrasystolen, schweren Rhythmusstörungen im Akutspital usw., noch unter telemetrischer Überwachung.
Von 7.00 – 7.20 Uhr langsames, zwangloses Gehen in bzw. um die Anstalt (letzteres entfällt bei Temperaturen unter – 5 °C). Dazwischen kurze Dehnungs- und Atemübungen.
Um 10.00 Uhr halbstündiges Turnen (Lockerung, Belastung, Entspannung mit Turnbehelfen). Bei Geschicklichkeitsübungen und Spielen sollte immer große Vorsicht walten, da die Patienten oft unbewußt an ihre obere Leistungsgrenze herankommen.
Von 13.00 – 13.30 Uhr Terrainkur in der näheren Umgebung des Hauses.

Tabelle 2. Gruppe E-Haus

Bewegungstherapie
7.00 – 7.20 Uhr (Gehen um das Haus, Atem-, Dehnungsübungen)

Turnen
10.00 – 10.30 Uhr (Lockerung – Belastung – Entspannung)
Turnbehelfe

Terrain-Kur
13.00 – 13.30 Uhr (Umgebung des Hauses)

7. Gruppe „E-Gelände"

Um 7.00 Uhr Morgentherapie in Form von langsamem Gehen und Lockerungsübungen auf der Therapiewiese mit Therapeut und Schwester (Tabelle 3).
Um 8.45 Uhr Terrainkur mit zwei Therapeuten und einem Arzt. Die Patienten gehen in 1 h ca. 2 km weit in der Ebene, jedoch mit leichten Steigungen.

Tabelle 3. Gruppe E-Gelände

Morgentherapie
7.00 – 7.30 Uhr (Gehen, Lockerungs- und Streckübung)

8.45 – 9.45 Uhr **Terrain-Kur** (ca. 2 km)

Turnen
11.30 – 12.00 Uhr (Lockerung, Belastung, Entspannung)

13.30 – 14.00 Uhr **Bewegungstherapie**
(Spiele, Geschicklichkeitsübungen)

11.30 – 12.00 Uhr ist Turnen. Auch hier, wie in den höheren Gruppen, besteht eine Dreiteilung der Übungen in Lockerungs-, Belastungs- und Entspannungsübungen, dabei können bereits leichte Bodenübungen durchgeführt werden. Turnbehelfe wie in Gruppe E-Haus.

Um 13.30 Uhr Bewegungstherapie in Form von Spielen, wobei zusätzlich Korbständer verwendet werden, die zu Geschicklichkeitsübungen, nicht zu Wettkampfspielen dienen. Ungefähr in der Mitte des 8wöchigen Aufenthaltes erfolgt bei komplikationslosem Verlauf die Überstellung in die Gruppe D.

8. Gruppe D bis A

Die Gruppe D bis A (Tabelle 4) hat einen geänderten, größere Anforderungen stellenden Zeitplan für die Bewegungstherapie. Die 4 Gruppen gehen um 7.00 Uhr zum Frühturnen (Lockerungs-, Dehnungs- und Atemübungen). Das Ausmaß an kräftigenden kreislaufbelastenden

Tabelle 4. Therapieprogramm/Woche

Gruppe	D	C	AB
Morgenturnen	6	6	6
Trockenbürsten	3	3	3
Atemübungen	3	3	2
Beinturnen	2	2	2
Wirbelturnen	0	3	3
Ergom. Training	2	2	3
Terrain-Kur (anschl. Kneippsche Güsse)	6	6	6
Wegstrecke 2 h	ca. 3,5 km	ca. 5 km	bis 7 km

Übungen ist von D bis A kontinuierlich ansteigend. Am Beginn des Frühturnens Lockerungs-, Dehnungs- und Aufwärmübungen, deren Intensität zum Hauptteil ansteigend ist. Maximale Belastung im Mittelteil und gegen Ende Entspannungsübungen und Spiele. Nach dem Frühstück dreimal pro Woche 15 min Haut trocken bürsten. Diese Bürstmassage stellt einen intensiven Oberflächenreiz dar, d. h., sie führt zur Erweiterung der Kapillaren und einer deutlichen Mehrdurchblutung der Haut.
Am Vormittag erfolgt dann, für jede der oberen Gruppen, Zweckturnen oder besser Zweckgymnastik, jeweils in der Dauer von 30 min, und zwar Atemübungen, Beinturnen, Wirbelturnen, therapeutisches Fahrradergometertraining.
Für die Gruppe D dreimal wöchentlich Atemübungen, zweimal wöchentlich Beinturnen, zweimal wöchentlich therapeutisches Fahrradergometertraining.
Für die Gruppe C das gleiche Programm und zusätzlich zweimal wöchentlich Wirbelturnen.
Für die Gruppe A und B zweimal wöchentlich Atem- und Beinübungen, dreimal wöchentlich Wirbelturnen und therapeutisches Fahrradergometertraining.
Für alle oberen Gruppen ist dann nachmittags Terrainkur (Oertel 1884 – Gehen auf Wegen verschiedener Anstiegssteilheit) [1], wobei die jeweiligen Gruppen unter Aufsicht des Arztes mit Therapeut, zum Teil mit Schwester, vorgeschriebene längen- und höhenmäßig vermessene Wege begehen. Wobei in den vorgesehenen 2 h die Gruppe D ca. $3\frac{1}{2}$, die Gruppe C 5, und die Gruppe AB bis 7 km zurücklegt. Die Wege werden meist so gewählt, daß die stärkste Steigung gegen Ende der ersten Stunde erfolgt, wobei die Belastung so stark sein soll, daß die Patienten zum Schwitzen kommen. Nach solch einem Leistungshöhepunkt gehen die Patienten langsam und meist in der Ebene, wobei die Gruppe AB noch ein zweites Mal ein Leistungsmaximum anstreben soll. Die Terrainkur endet mit einem langsamen Schrittempo, wobei in diesem Zeitraum die Transpiration abgeklungen sein soll. Nach den Terrainkuren erfolgen Kneippsche Güsse und anschließend Bettruhe.
Übrige Therapie: Bewegungstherapie im Wasserbecken;
Einzeltherapien: Unterwassermassagen, Medizinalbäder, Wechselbäder, Elektrotherapie, Massagen, Inhalationen.

9. Psychologische Betreuung

1. Informations- und Gruppengespräche: Diese werden für alle neu aufgenommenen Patienten zu den Themen Risikofaktoren für Herz-Kreis-

lauferkrankungen mit Betonung der psychosozialen Bedingungen durchgeführt.
2. Sekundärpräventive Gruppenveranstaltungen: Diese sind für alle Patienten, die in der betreffenden Woche entlassen werden, eingerichtet. Die wichtigsten Themen betreffen das Leben nach dem Herzinfarkt.
3. Autogenes Training: In einigen Fällen kommt auch die progressive Relaxation nach Jacobson [2] als Entspannungstechnik zum Einsatz.
4. Problemzentrierte Gruppen:
   a) Eßverhalten und Übergewicht,
   b) Rauchen (Alkohol),
   c) Arbeits- und berufsbezogene Probleme des Herzpatienten,
   d) Sexualität nach Herzinfarkt,
   e) Streß, Nervosität, Angst, Ergebnisse psychosomatischer Forschung in verständlicher Form.
5. Einzeltherapie:
   a) Die Psychodiagnostik: Abklärung von rehabilitationshemmenden Faktoren der Persönlichkeitsstruktur.
   b) Die Gesprächstherapie: individuelle Konfliktlösungsgespräche.

10. Ergebnisse der aktiven Rehabilitation

Als Ergebnis unserer therapeutischen Bemühungen können wir feststellen, daß 1974 von 402 Patienten (Abb. 1), die im Anschlußheilverfahren direkt vom Akutspital in unser Rehabilitationszentrum kamen und die Therapie in einer der unteren Gruppen mit Einzelbelastung oder E-Haus oder E-Gelände begannen, 79% in die oberen Leistungsgruppen aufsteigen konnten. Davon erreichten 40% die Gruppe D, 26% die Gruppe C und 13% konnten bis in die oberste Gruppe aufgebaut werden. 21% konnten keine höhere Gruppe erreichen, weil persistierende Rhythmusstörungen, gehäufte Stenokardien, Claudicatio intermittens, degenerative oder traumatische Skelettveränderung die Aktivitätssteigerung behinderten. Aus dieser letzten Gruppe rekrutiert sich das Gros der Patienten, die direkt während des stationären Aufenthaltes oder im Anschluß daran zur Koronarangiographie transferiert wurden, vorwiegend an die Kardiologische Abteilung (Prof. H. Mösslacher) der I. Medizinischen Universitätsklinik Wien (Vorstand Prof. E. Deutsch) und an die übrigen kardiologischen Zentren.

11. Postoperatives Anschlußheilverfahren

Von den an der I. Med. Univ. Klinik angiographierten Patienten wurden bis Mai 1977 23 einem aortokoronaren Venenbypass (15mal Einfach-, 8mal Doppelbypass) zugeführt; bei 6 Patienten wurde eine Aneurysmektomie durchgeführt. Diese 29 Patienten wurden dann wieder einem postoperativen Anschlußheilverfahren unterzogen. Sämtliche Patienten wurden präoperativ ergometriert. Die postoperative Belastungsuntersuchung erfolgte im Mittel 11 Monate nach der Operation. Die durchschnittliche Dauer zwischen Operation und Anschlußheilverfahren betrug 29 Tage. Der Koronarscor dieser Gruppe lag bei 1,96. Postoperativ wurden diese Patienten einem in der WHO-Empfehlung modifizierten Rehabilitationsschema zugeführt.

12. Leistungssteigerung während der Rehabilitation

Die Abb. 2 zeigt die prä- und postoperative Ergometrie in Watt. Die Leistungssteigerung postoperativ betrug 57% gegenüber der ersten Ergometrie.
Abbildung 3 läßt erkennen, daß 9 von diesen 29 Patienten den Soll-Wert erreichten bzw. ihn überschritten. Keiner der Patienten zeigte einen Leistungsabfall, 14 Patienten eine signifikante Leistungssteigerung, ohne jedoch den Sollwert zu erreichen. Lediglich 6 Patienten blieben hinsichtlich der Ergometerleistung unverändert.
Dieser Gruppe von 29 Patienten konnte eine zweite Gruppe von 7 Patienten mit einem Koronarscor von 2,3 gegenübergestellt werden, welche wohl einem herzchirurgischen Eingriff unterzogen wurden, aber bei denen kein postoperatives Anschlußheilverfahren durchgeführt wurde. Die Zahl ist klein und daher sicher nicht repräsentativ, aber man erkennt deutlich (Abb. 4), daß beim Vergleich der prä- und postoperativen Ergometerleistung 4 von 7 Patienten hinsichtlich ihrer Ergometerleistung gleichgeblieben sind und lediglich 2 sich verbesserten. Berücksichtigt man prä- und postoperative Ergometerleistung im Hinblick auf die Solleistung (Abb. 5), so konnten lediglich 2 dieser Gruppe der Koronaroperierten und nicht Rehabilitierten den Sollwert deutlich überschreiten, die übrigen blieben deutlich unter diesem Sollwert. Allerdings ist zu berücksichtigen, daß diese Patientengruppe hinsichtlich ihrer Koronarmorphologie eine ungünstigere Gruppe darstellte als die Gruppe 1 (Koronarscor 1,96) der operierten und rehabilitierten Gruppe. Diesen beiden Gruppen wurde noch eine dritte Gruppe von 10 Patienten gegenübergestellt, die nicht koronaroperiert, aber einer zweimaligen Rehabilitation unterzogen wurden. In dieser Gruppe betrug die Leistungssteigerung gegenüber der Erstergometrie 49,33%. Allerdings muß berücksichtigt werden, daß in dieser Patientengruppe der Koronarscor mit 1,2 besonders günstig lag, so daß entweder eine Operation wegen Vorliegens

einer Eingefäßerkrankung nicht indiziert war, oder aber die Patienten sich zu einem koronarchirurgischen Eingriff nicht entschließen konnten. Es sei nochmals betont, daß aus dieser kleinen Fallzahl keine Schlüsse gezogen werden können, doch wurde hier ein Anfang gemacht, die Wertigkeit rehabilitativer Maßnahmen bei Koronarpatienten mit/und/oder ohne koronarchirurgischen Eingriff zu prüfen und zu untersuchen. Denn, wie die Leistungsverbesserung nach rehabilitativen Maßnahmen aussieht, darüber liegen meines Wissens bisher keine statistischen Zahlen vor. Um zu schlüssigen Daten zu kommen, wird es sicherlich noch Jahre brauchen und der Zusammenarbeit verschiedener Rehabilitationszentren bedürfen.

13. Spätergebnisse

Die Pensionsversicherungsanstalt der Arbeiter hat ihre Versicherten, bei denen als Folge eines Herzinfarktes ein Anschlußheilverfahren durchgeführt worden ist, ein Jahr nach dem Anschlußheilverfahren einer Nachuntersuchung unterzogen und dabei auch die Berufsausübung überprüft. Das erste größere Kollektiv (Anschlußheilverfahren 1972, Nachuntersuchung 1973) wurde 1974 publiziert [3] und zeigte den damals schon erfreulichen Rehabilitationserfolg von 34%. Seither werden diese Nachuntersuchungen regelmäßig durchgeführt und zeigen ein recht gleichmäßiges Ergebnis eines Rehabilitationserfolges von durchschnittlich 58,4% (Tabelle 5), d. h. mit anderen Worten, von 100 Arbeitern, die nach einem frischen Herzinfarkt im Anschlußheilverfahren behandelt wurden, hat innerhalb eines Beobachtungszeitraumes von vier Jahren regelmäßig mehr als die Hälfte ihre Arbeit ein Jahr nach dem Herzinfarkt wieder aufgenommen. Dabei verdient vielleicht besonders hervorgehoben zu werden, daß die durchschnittliche Krankheitsdauer vom Beginn des Herzinfarktes bis zur Wiederaufnahme der Arbeit von 7,5 Monaten 1973 auf 5,9 Monate 1976 verringert werden konnte.
Tabelle 6 zeigt die Ergebnisse einer 3-Jahres-Katamnese bei den 139 rehabilitierten Anschlußheilverfahrens-Patienten des Jahres 1974. Es befanden sich von den 139 rehabilitierten Patienten nach 3 Jahren immerhin 104 Patienten (74,8%) noch in Arbeit. Die Todesursache der 5 verstorbenen Patienten war zweimal ein Herzinfarktrezidiv, zweimal eine kardiale Dekompensation und einmal ein Gehirnschlag.
Für eine statistische Signifikanz ist die Zahl dieser Fälle noch zu gering. Wir haben jedoch die Absicht, die Studie durch fortlaufende Beobachtungen entsprechend zu erweitern.

Tabelle 5. Rehabilitationserfolge bei Anschlußheilverfahren der Jahre 1973 – 1976

Jahr	Fallzahl	Davon nach 1 Jahr wieder berufstätig: Fallzahl = Prozentsatz	Durchschnittsalter
1973	132	78/59,1%	46,8
1974	250	139/55,6%	47,3
1975	230	146/63,5%	48,5
1976	225	126/56,0%	48,4

Tabelle 6. Erhebung über den weiteren Verlauf der 1974 rehabilitierten Fälle nach 3 Jahren (Stand: Dezember 1977) [4]

Fälle	Nicht feststellbar	In Arbeit	Alterspension	Invaliditätspension	Verstorben	Gastarbeiter, heimgekehrt
139	8	104	6	15	5	1
100%	5,8%	74,8%	4,3%	10,8%	3,5%	0,7%

14. Ergebnisse bei älteren Patienten

Im Jahre 1977 und im ersten Halbjahr 1978 wurden 196 Patienten, und zwar 168 Männer und 28 Frauen, ausgewählt (Abb. 6), die im Zuge eines Anschlußheilverfahrens direkt an unser Rehabilitationszentrum überstellt wurden. Alle Patienten waren beim Eintreffen in unserem Rehabilitationszentrum im 60. Lebensjahr oder älter und hatten einen elektrokardiographisch und enzymatisch gesicherten Myokardinfarkt durchgemacht. Die Altersverteilung zum Zeitpunkt des Infarkteintrittes lag im Mittel bei 61,3 Jahren (Tabelle 7) (Männer 60,9 Jahre, Frauen 61,7 Jahre, Standardabweichung 2,32 Jahre). Der Zeitraum vom Infarkt bis zur Aufnahme (Tabelle 8) betrug bei den Männern durchschnittlich 6 Wochen, bei den Frauen 7 Wochen, beim Gesamtkollektiv 6,5 Wochen. Die Infarktlokalisation (Tabelle 9) zeigt nur bei den Männern, daß der Vorderwandinfarkt mit 49% auffallend häufig ist.

Tabelle 7. Mittelwert

$\bar{x} = 61,3$ a $\quad \begin{cases} \male & 60,9 \text{ a} \\ \female & 61,7 \text{ a} \end{cases}$

$s = 2,32$ a

Tabelle 8. Zeitraum vom Infarkt bis Aufnahme

$\bar{x}$ ♂ : 6,0 Wochen
$\bar{x}$ ♀ : 7,0 Wochen } $\bar{x}_{Ges.}$ = 6,5 Wochen

Tabelle 9. Infarktlokalisation

	VW	HW	Andere	Rezidiv
♂	83 (49,1%)	72 (42,6%)	30 (17,8%)	20 (11,8%)
♀	11 (39,3%)	11 (39,3%)	7 (25,0%)	5 (17,9%)
Σ	94 (47,7%)	83 (42,1%)	37 (18,8%)	25 (12,7%)

15. Leistungszuwachs bei den älteren Patienten

Da aus verschiedenen Gründen nicht alle Patienten ergometriert wurden, haben wir den Aufstieg in den Leistungsgruppen als Kennzeichen für den Leistungsaufbau herangezogen (Einzelbelastung Index 6, AB Index 1). Die nächste Zusammenstellung (Tabelle 10) zeigt die Gruppeneinteilung getrennt nach Männern und Frauen zum Zeitpunkt der Aufnahme und nach 6 – 8wöchigem Aufenthalt zum Zeitpunkt der Entlassung. Von den Männern waren bei der Aufnahme 78,7%, von den Frauen 89,3% in der Einzelbelastung oder der Gruppe E-Haus. Zum Zeitpunkt der Entlassung waren bei den Männern 63,9% und bei den Frauen 57,2% in der Gruppe D oder C. Bezogen auf den Gruppenindex hatten die Männer bei der Aufnahme 5,1, die Frauen etwas schlechter 5,4.

Tabelle 10. Belastungsstufe bei Aufnahme und Entlassung getrennt nach Männern und Frauen

Gruppe:	Index	♂		♀	
		Pat. b. Aufnahme	Pat. b. Entlassung	Pat. b. Aufnahme	Pat. b. Entlassung
Einzel-Bel.	6	80/47,3%	2/ 1,2%	17/60,7%	0/ 0%
E-Haus	5	53/31,4%	12/ 7,1%	8/23,8%	4/14,3%
E-Gel.	4	18/10,7%	37/21,9%	1/ 3,6%	8/28,6%
D	3	14/ 8,3%	70/41,4%	2/ 7,1%	11/39,3%
C	2	3/ 1,8%	38/22,5%	0/ 0%	5/17,9%
AB	1	1/ 0,6%	10/ 5,9%	0/ 0%	0/ 0%

Zusammen (Tabelle 11) ein Index bei der Aufnahme von 5,3. Bei der Entlassung Gruppenindex für Männer 3,0, für Frauen 3,4. Gesamt 3,2. Dies bedeutet für alle Patienten durchschnittlich eine Verbesserung um 2 Belastungsgruppen (Tabelle 12). Die Ergometertestung, die bei 121 Patienten (ca. 62%) vor der Entlassung durchgeführt wurde, erbrachte bei Männern eine Durchschnittsleistung von 110,3 W, bei Frauen 80,8 W, gesamt berechnet 95,5 W (Tabelle 13). Im gleichen Zeitraum wie die Infarktpatienten kamen unter gleicher Altersberechnung 8 Patienten, und zwar 5 Männer und 3 Frauen, nach Bypass-Operation als Anschlußheilverfahren direkt zur Aufnahme.

Besonders hervorzuheben sind zwei 67jährige Männer, die nach zwei- bzw. dreifach Bypass in einem objektiv und subjektiv guten Zustand so wie alle übrigen Operierten nach der Rehabilitation entlassen werden konnten.

Tabelle 11. Belastungsstufe bei Aufnahme und Entlassung gesamt

Gruppe: Index		♂ + ♀	
		Bei Aufnahme	Bei Entlassung
E-Bel.	6	97/49,2%	2/ 1,0%
E-H	5	61/31,0%	16/ 8,1%
E-Gel.	4	19/ 9,6%	45/22,8%
D	3	16/ 8,1%	81/41,1%
C	2	3/ 1,5%	43/21,8%
AB	1	1/ 1,5%	10/ 5,1%

Tabelle 12. Index des Leistungsaufbaues

Index

$\bar{x}_{\text{Aufnahme}} \, ♂ : 5,1$
$\bar{x}_{\text{Aufnahme}} \, ♀ : 5,4$ } $\bar{\bar{x}} = 5,3$

$\bar{x}_{\text{Entlassung}} \, ♂ : 3,0$
$\bar{x}_{\text{Entlassung}} \, ♀ : 3,4$ } $\bar{\bar{x}} = 3,2$

Durchschnittliche Verbesserung um 2 Gruppen

Tabelle 13. Ergometrie: (121 Patienten = 62%)

$\bar{x} \, ♂ = 110,3 \text{ W}$
$\bar{x} \, ♀ = 80,8 \text{ W}$ } $\bar{x}_{\text{Ges.}} = 95,5 \text{ W}$

Tabelle 14. Leistungsaufbau von Bypass-Operierten

59jährige Frau	3fach Bypass	Gruppe:	Einzelb.	bis D
59jährige Frau	2fach Bypass	Gruppe:	Einzelb.	bis E-Haus
59jähriger Mann	2fach Bypass	Gruppe:	E-Haus	bis D
60jähriger Mann	1fach Bypass	Gruppe:	Einzelb.	bis E-Gelände
63jähriger Mann	1fach Bypass	Gruppe:	E-Gelände	bis D
65jährige Frau	1fach Bypass	Gruppe:	E-Gelände	bis C
67jähriger Mann	2fach Bypass	Gruppe:	Einzelb.	bis D
67jähriger Mann	3fach Bypass	Gruppe:	E-Haus	bis E-Geländer

Die Zahlen aus Tabelle 14 lassen deutlich erkennen, daß die Rehabilitation sowohl des Infarktpatienten als auch des Herzoperierten, vor allem aber auch des älteren Patienten, trotz aller Bedenken, die auch in letzter Zeit immer wieder auftauchen, von Erfolg gekrönt zu sein scheint.

Literatur

1. Oertel MJ (1884) Therapie der Kreislaufstörungen. Handbuch der allg. Therapie Ziemmsen. Bd IV. Verlag F. C. W. Vogel, Leipzig
2. Jacobson E (1938) Progressive relaxation. Univ. of Chicago Press, Chicago
3. Tölk R (1974) Die Behandlung des Herzinfarkts im Blickwinkel der Rehabilitation. Soziale Sicherheit 10:567
4. Tölk R (1978) Soziale Sicherheit

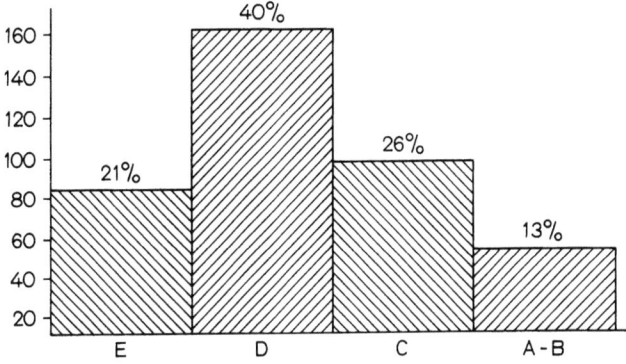

Abb. 1. Gruppenaufbau nach Anschlußheilverfahren bei 402 Patienten (1974)

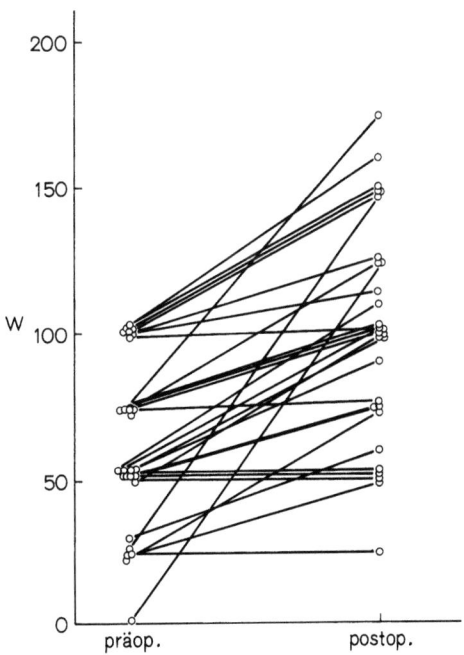

Abb. 2. Prä- und postoperative Ergometerleistung in Watt. Gruppe I n = 29

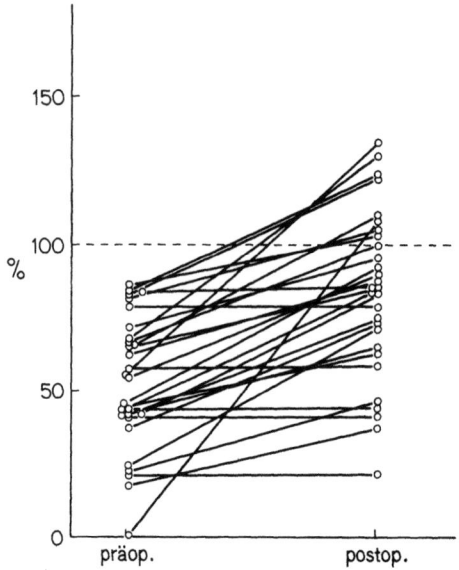

Abb. 3. Prä- und postoperative Ergometerleistung in % der Solleistung. Gruppe I n = 29

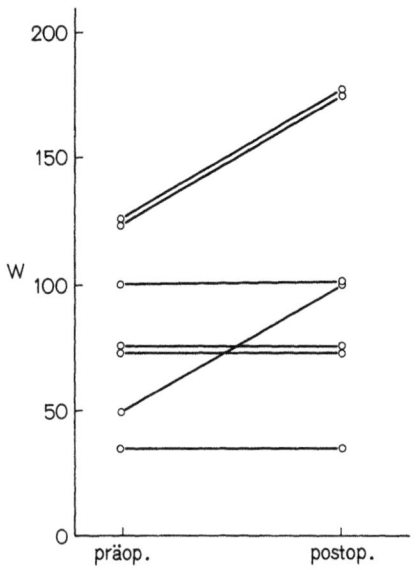

Abb. 4. Prä- und postoperative Ergometerleistung in Watt. Gruppe II n = 7

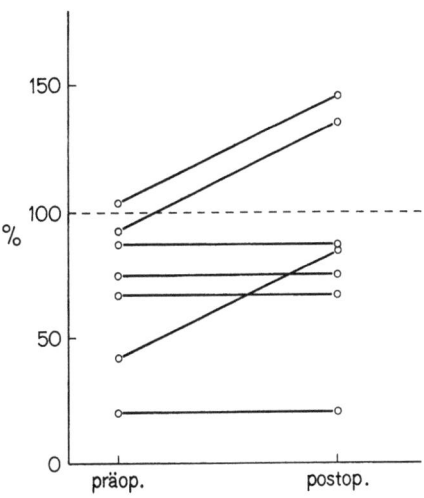

Abb. 5. Prä- und postoperative Ergometerleistung in % der Solleistung. Gruppe II n = 7

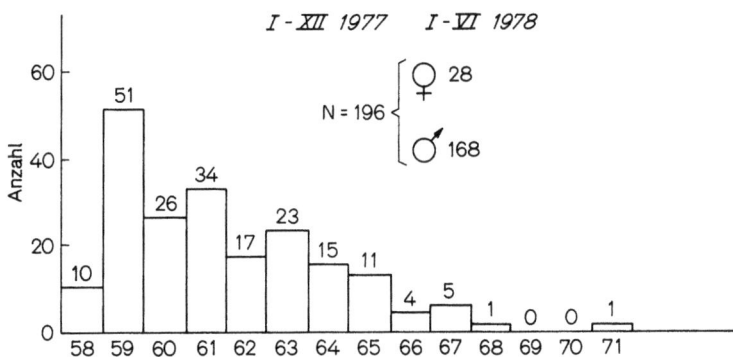

Abb. 6. Altersverteilung zum Zeitpunkt des Infarkteintrittes

Bedeutung kardiochirurgischer Interventionen bei koronarer Herzerkrankung

J. von der Emde

1. Kontroverse Meinungen zur Koronarchirurgie

Noch immer ist der Streit um Sinn und Nutzen der Bypassoperation nicht beigelegt. Noch gibt es keine unangefochtene Lehrmeinung – und das 12 Jahre nach Beginn dieser epochalen Operation. Mehr als 500 000 Kranke wurden bisher, und 100 000 werden jetzt jährlich operiert.
Nach der WHO-Studie von 1978 müßten 500 Bypassoperationen pro 1 Mio. Einwohner in Europa durchgeführt werden, tatsächlich waren es 39 Operationen in Deutschland, aber 350 pro Mio. in den USA (Abb. 1).
Warum bleiben die Standpunkte über diese Operation so kontrovers? „Bypass Surgery: Does anybody need it but the surgeons" schrieb ein Medizinblatt.
Für uns Chirurgen stellt sich das Problem von Anbeginn 1967 recht simpel dar (Abb. 2). Wir glauben, einem logischen Konzept zu folgen: Ein mechanisches Stromhindernis im Koronargefäß – unzweideutig im Koronarangiogramm erkennbar – läßt sich mit einem aortokoronaren Venenbypass überbrücken, d. h. funktionell beseitigen. Die Koronargefäßstenose ist Ursache der Ischämie mit nachfolgender Arrhythmie, Myokard-Pumpversagen und subjektiv oft mit Angina pectoris einhergehend. Der Koronargefäßverschluß aber ist Ursache des Infarktes und damit Haupttodesursache unserer Zeit.
Wenn der Bypass aber die Stenose ausschaltet, muß er lebensverlängernd, antiarrhythmisch, pumpfunktionserhaltend, infarktpräventiv sein und die Angina pectoris ausschalten.
Erfüllt der aortokoronare Bypass diese Erwartungen nicht, bleiben nur drei Denkmöglichkeiten:

1. Operationsindikation falsch – Myokard schon vernarbt,
2. Operativ technische Fehler (Abb. 3),
3. Operationsverfahren technisch in der notwendigen Präzision nicht durchführbar.

Im Index medicus sind mittlerweile über 500 Arbeiten über die Bypassoperation registriert. Ich möchte mich nicht mit den dort auffindbaren

Pros und Contras auseinandersetzen, sondern auf Indikation, Operationstechnik und operative Ergebnisse eingehen.

2. Ziel der Koronaroperation und ihre Indikation

Ziel der Koronaroperation ist die Normalisierung der Koronardurchblutung und damit Erhaltung der Myokardkontraktilität und Beseitigung der Angina pectoris. Die Indikation zur elektiven Operation stellen wir bei Stenosen über 70%, die dann mit ST-Streckendepressionen unter Belastung einhergehen und bei denen die Koronarperfusion im Versorgungsgebiet ein Defizit von über 30% aufweist (Abb. 4). Nur in Ausnahmefällen besteht dann keine Angina pectoris. 30% aller Infarktpatienten sterben ohne prämonitorische Zeichen. Als sehr dringende Operation sehen wir Einengungen über 90% an, insbesondere wenn es sich um Mehrgefäßstenosen handelt.

Ist der Querdurchmesser einer Kranzarterie um 50% eingeengt, bedeutet das eine Reduktion des Querschnittes um 75% (Abb. 5).

Jede Koronarangiographie muß in zwei Ebenen vorliegen. Ein in einer Ebene völlig unauffälliges Kranzgefäß kann um 50% eingeengt sein, wenn es in der senkrechten Projektion zur ersten halb so groß ist (Abb. 6). Sichergestellt sein muß, daß es sich um eine organische Stenose und nicht um eine Muskelbrücke handelt (Abb. 7). Bei diesen Muskelbrücken ist die Stenose in Systole erkennbar, die in Diastole einer normalen Kontur weicht (Abb. 8).

Die meisten Kranzarterien, die wir mit einem aortokoronaren Bypass überbrückten, haben noch einen geringen orthograden Fluß (Abb. 9). Es lohnt sich aber auch, völlig verschlossene Kranzarterien zu revaskularisieren, wenn das distale Segment retrograd gefüllt wird und das Versorgungsgebiet sich ausreichend kontrahiert (Abb. 10). Diese Operation ist nicht dringend, da kein akuter Infarkt droht, wenn nicht weitere Gefäße betroffen sind. Über Kollateralen und Anastomosen ist eine Versorgung des betroffenen Areals nur bis zu 30% möglich.

Zur Beurteilung der Operationsindikation ist das Lävogramm notwendig. Es ist sinnlos, vernarbte Myokardbezirke zu revaskularisieren, auch wenn das Koronargefäß retrograd aufgefüllt eine Bypassmöglichkeit bieten würde (Abb. 11).

3. Operationsmethode

Die Operation wird unter extrakorporaler Zirkulation in milder allgemeiner und tiefer lokaler Hypothermie durchgeführt, um den Stoff-

wechsel des Myokards während der Aortenabklemmzeit möglichst gering zu halten.
Alle peripheren, d. h. koronaren Anastomosen legen wir am extrakorporalen Bypass und flimmernden bzw. anoxisch stillstehenden Herzen an. Sie sind gewöhnlich ca. 8 mm lang. Als Transplantat verwenden wir die Vena saphena magna vom Unterschenkel. Sie hat ein Kaliber von 4–5 mm.
Nachdem alle koronaren Anastomosen (Abb. 12) im anoxischen Herzstillstand durchgeführt sind, werden die aortalen am schlagenden Herzen angelegt (Abb. 13).
Große Sorgfalt muß auf den Verlauf der Transplantate gelegt werden. Sind sie zu kurz oder zu lang, knicken sie ab, sie müssen in sanftem Bogen an das Kranzgefäß anlaufen. Bypasse zur Hinterwand werden im allgemeinen durch den Sinus transversus (Abb. 14) gezogen und liegen damit geschützt hinter dem Herzen. Meist anastomosieren wir alle Transplantate gesondert mit der Aorta ascendens. Bei zu kurzen Venen ist es jedoch auch möglich, Anastomosen Y-förmig mit einem anderen Transplantat herzustellen.

4. Eigene Ergebnisse

Zunächst ein Überblick über unsere Ergebnisse, die dann rückgekoppelt auf die Operationsindikation während der letzten Jahre eingewirkt haben.
In dem Maße, wie dieses Operationsverfahren zur Routineoperation wurde, sank auch die Letalität von anfänglich 12,5% auf 2,3%; 1978 und 1979 haben wir noch keinen Patienten verloren.
Eine Gruppe von 629 Patienten, operiert in den Jahren 1974–1976, zeigen eine Sterbequote nach 4 Jahren von 6,9%; 93,1% sind noch am Leben (Abb. 15).
In der Anfangszeit der Koronarchirurgie war die peri- und postoperative Infarktrate mit 20% hoch; mit zunehmender Erfahrung, operativer Technik und strenger Indikationsstellung sank diese Komplikationsrate 1977 auf 1,7% ab (Abb. 16).
Parallel zu den postoperativen Infarkten sank die Frühverschlußrate der Bypassvenen von 32,3% 1971 auf 1,2% 1977 (Abb. 17).
Die Herzinfarktrate nach aortokoronarem Bypass zeigt bei einer Beobachtungsdauer von über 3 Jahren auch eine strenge Korrelation zur Öffnungsrate der Transplantatvenen (Abb. 18). Ist das Transplantat offen, ereigneten sich während der ersten drei Jahre keine weiteren Infarkte;

war es verschlossen, trat dieses Ereignis bei 20,8% auf. Von allen Operierten erlitten 5,4% postoperativ einen Infarkt.
Ähnlich verhält sich die Überlebensrate; bei offenen Transplantaten lebten nach 3 Jahren noch 95,1%, bei verschlossenen nur 82,4% (Abb. 19). Unsere speziellen Nachuntersuchungen beziehen sich auf eine Gruppe von 629 Patienten, die wir in den Jahren 1974/76 operierten. Wir hatten zu dieser Zeit Erfahrungen gesammelt, einen entsprechenden Standard entwickelt und Anfangsschwierigkeiten dieser neuen Methode überwunden. 62,5% hatten präoperativ einen Infarkt durchgemacht, 52,9% eine verminderte linksventrikuläre Funktion (Abb. 20). 27% hatten eine Eingefäß-, 30,1% eine Zweigefäß-, 37,0% eine Dreigefäßerkrankung.

5. Wertigkeit und Stellenwert

Die Koronarchirurgie ist und bleibt eine Palliativmaßnahme und beeinflußt kaum die zugrundeliegende Stoffwechselerkrankung der Koronarsklerose. Das sind nicht nur objektive Parameter, insbesondere ändert sich das subjektive Befinden ganz wesentlich. Waren präoperativ nur 1% der Patienten in Grad I NYHA, waren es im ersten postoperativen Jahr 74,9%. Dieser Prozentsatz sank erwartungsgemäß nach 3 Jahren auf 48,5% ab (Abb. 21).
Die Gruppe in Grad II NYHA nahm entsprechend zu, und ähnliches gilt für Grad III und IV.
Wir wählten eine Gruppe von 35 Patienten mit schwerster Angina pectoris, die auch als Präinfarktangina bezeichnet wird. Nach der Operation waren nur noch 4% in etwa dem gleichen Stadium und 31% hatten nur noch Belastungs-Angina-pectoris. 65% aber waren völlig frei von irgendwelchen Symptomen und mußten keine Medikamente mehr nehmen (Abb. 22).
Die Besserung der Koronardurchblutung und damit die Ausschaltung der Ischämie läßt sich auch im Belastungs-EKG feststellen. Trat präoperativ eine erhebliche ST-Streckensenkung auf, konnte sie postoperativ nicht mehr beobachtet werden. Ähnliche Fälle konnten wir beobachten mit ST-Elevationen unter Belastung, die nach der Operation ebenfalls nicht mehr beobachtet wurden.

6. Schlußfolgerung aus unseren Ergebnissen

Welche Schlußfolgerung können wir aus unseren bisherigen Erfahrungen nach über 2000 Bypassoperationen ziehen? Entscheidend für die

Prognose ist zum ganz überwältigenden Anteil die Perfektion der operativen Technik. Der sog. schlechte Ventrikel – von Extremen abgesehen –, Alter, Geschlecht, Gefäßbefall, Hypertonie, Cholesterinspiegel waren ohne erkennbaren Einfluß auf das unmittelbar postoperative Ergebnis; das Langzeitergebnis wird von diesen Parametern geprägt sein, wenn es nicht die uns unbekannte, offenbar angeborene Progredienz der zugrundeliegenden Stoffwechselerkrankung ist.

7. Sekundäre Komplikationen

Sekundäre Komplikationen nach Koronararterienstenosen und akutem Myokardinfarkt können zu Notsituationen führen, wenn es zur Ruptur der Wand mit nachfolgendem falschen Aneurysma, zum Ventrikelseptumdefekt oder zum Papillarmuskelsyndrom mit Mitralinsuffizienz kommt (Abb. 23).
10% aller tödlichen Infarkte ereignen sich durch Ruptur. Nur selten wird eine solche überlebt, wenn Epikard und schließlich das verklebende Perikard die Entwicklung eines falschen Aneurysma gestatten. Wir haben bisher 3 von diesen Komplikationen operiert.
Bei einem Patienten war es nach dem Infarkt zu einem plötzlichen Ereignis gekommen. Die Notangiographie zeigte eine gut gänseeigroße Ausbuchtung am Ventrikel mit Kommunikation zur linken Herzhöhle. Der Patient wurde uns von einer anderen Klinik zugewiesen und sofort operiert. Dabei zeigte sich eine Perforationsöffnung von etwa 5-Markstückgröße (Abb. 24). Diese konnte, nachdem Thromben entfernt waren, durch filzarmierte Nähte sicher verschlossen werden. Der Patient fühlt sich 2 Jahre nach dem Eingriff wohl.
Häufiger ist die Entwicklung eines chronischen Herzwandaneurysma (Abb. 25), entstehend durch Auswalzung der Infarktnarbe. Röntgenologisch sind nur sehr große oder streng seitlich sich entwickelnde Aneurysmen erkennbar, notwendig ist stets die Angiographie und Berechnung der Ejektionsfraktion von kontraktilen und aneurysmatischen Segmenten. Diese Segmente können akinetisch stehen; sie haben an der inneren Begrenzung, wo das Endokard zugrundegegangen ist, häufig schalenförmige Thromben aufsitzend. Sie können jedoch auch paradox pulsieren (Abb. 26). Die Operationsindikation ist dann gegeben, wenn der Aneurysmasack größer als die Aortenwurzel ist, Insuffizienzerscheinungen bestehen oder Thromben festgestellt werden. Die Prognose ist ideal, wenn das Aneurysma von einem Verschluß nur einer Kranzarterie herrührt, oder sich weitere stenosierte Gefäße völlig revaskularisieren lassen und das Restmyokard noch nicht fibrosiert ist (Abb. 27). Kein

Aneurysma ist primär zu groß für eine Resektion, wenn nur das Restmyokard noch intakt ist. Die Aneurysmektomie ist kontraindiziert bei diffusem Koronargefäßbefall, einer Ejektionsfraktion unter 30% und bei einer Fibrose des Restmyokards (Abb. 28). Der Eingriff wurde 1939 von Sauerbruch erstmalig durchgeführt. Hier handelte es sich präoperativ um eine Fehldiagnose. Heute wird die Operation stets unter extrakorporaler Zirkulation gemacht. Nach Anschluß der Herz-Lungen-Maschine wird der Aneurysmasack ausgesaugt, die Narbe demarkiert sich dann durch Fältelung (Abb. 29). Nach Eröffnung treten in über 50% der Fälle Thrombenmassen hervor, das Endokard ist meist fibrotisch (Abb. 30). Narbige Bezirke werden bis auf einen schmalen Nahtsaum reseziert und der Ventrikel dann mit fortlaufender Naht über Filzstreifen wieder verschlossen (Abb. 31).

Wir haben über 200 Aneurysmen reseziert; die Letalität lag 1977 bei 4%. Man sollte jedoch durch rechtzeitige Angiographie und Operation dieser Komplikation der stenosierenden koronaren Herzerkrankung zuvorkommen.

Literatur

1. Stolte M (1975) Morphol. Analyse der Koronarchirurgie. G. Witzstrocke, Baden-Baden Brüssel
2. Stiles, Quentin R et al. (1976) Myocardial revaskularization. A surgical atlas, 1th ed. Little, Brown, Boston

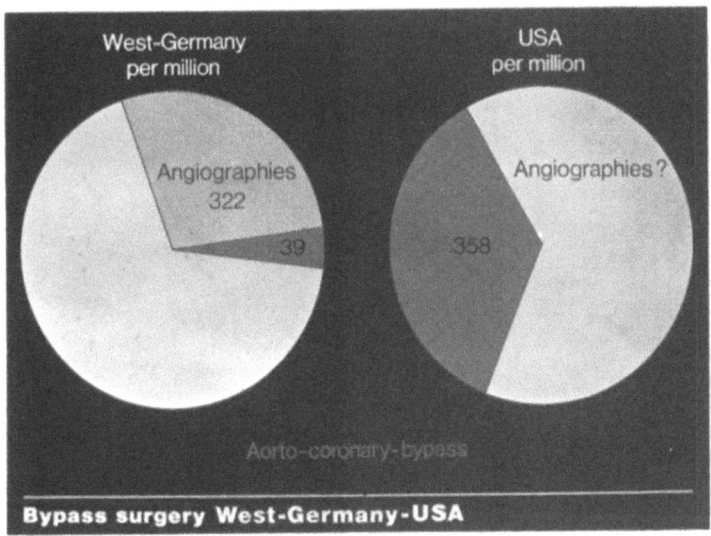

Abb. 1. Vergleich der Häufigkeit von Bypassoperationen in der Bundesrepublik und den USA 1978

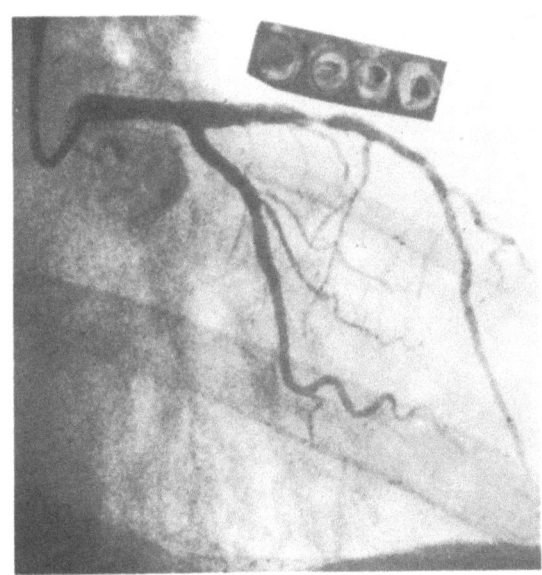

Abb. 2. Koronarangiographie links, hochgradige Stenose des ramus descendens anterior mit Querschnitten des anatomischen Präparates darüber

> OP-Indikation
> Operationstechnik
> Vene knickt
>   a) Zu lang
>   b) Zu kurz
> Anastomose
>   a) Zu eng
>   b) Naht gefädelt
>   c) Falsche Schicht

Abb. 3. Operativ-technische Fehler in der Bypasschirurgie

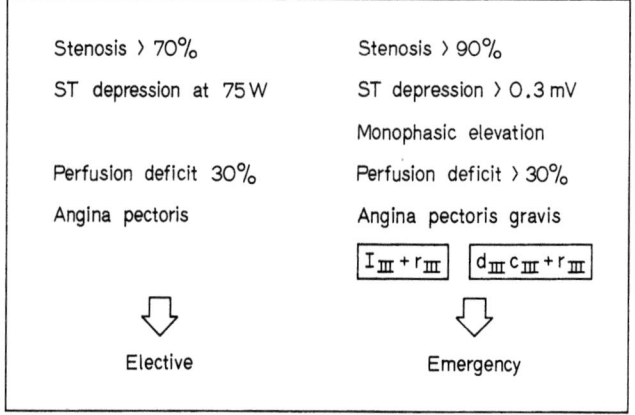

Abb. 4. Indikation zur elektiven Operation bzw. Notoperation

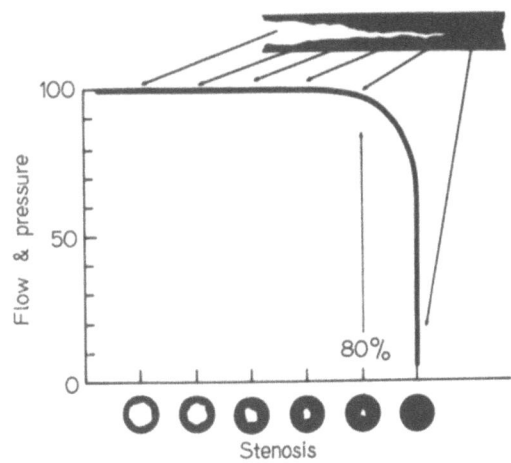

Abb. 5. Korrelation anatomischer Koronargefäßquerschnitte zum Koronarfluß- und Druckverhalten

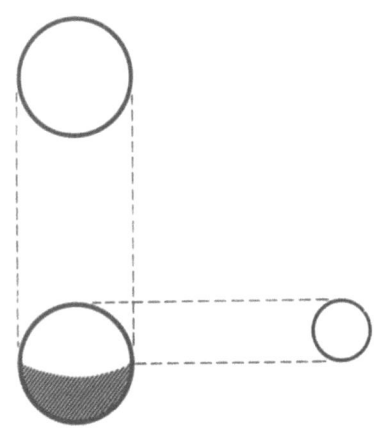

Projektionsbedingte Fehleinschätzung der Coronarlumenweite

Abb. 6

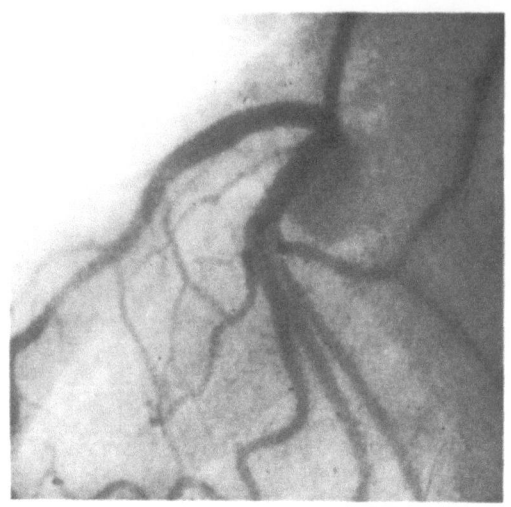

Abb. 7. Koronarangiogramm einer Muskelbrücke in Systole

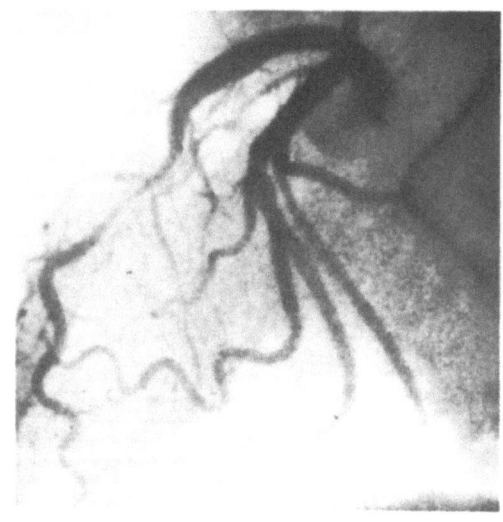

Abb. 8. Koronarangiographie einer Muskelbrücke in Diastole

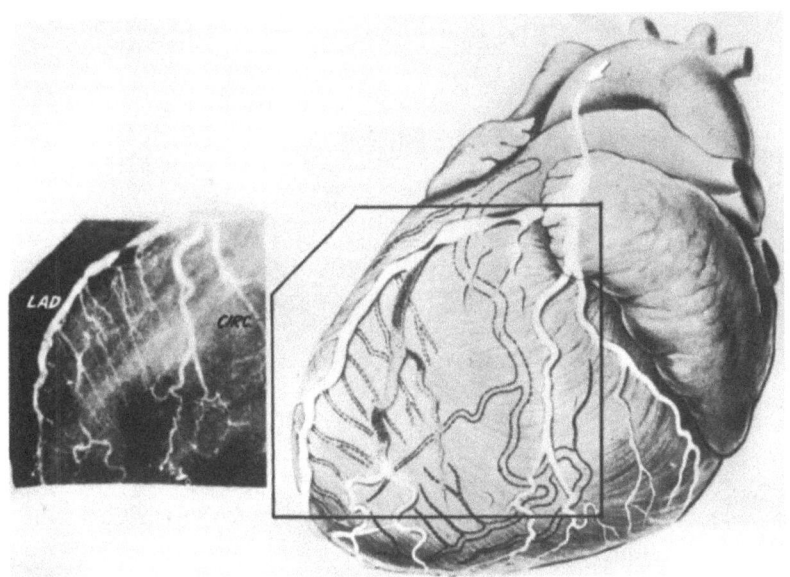

Abb. 9. Hochgradige Stenose des Ramus descendens anterior mit orthograder Füllung der postoperativen Gefäßstrecke

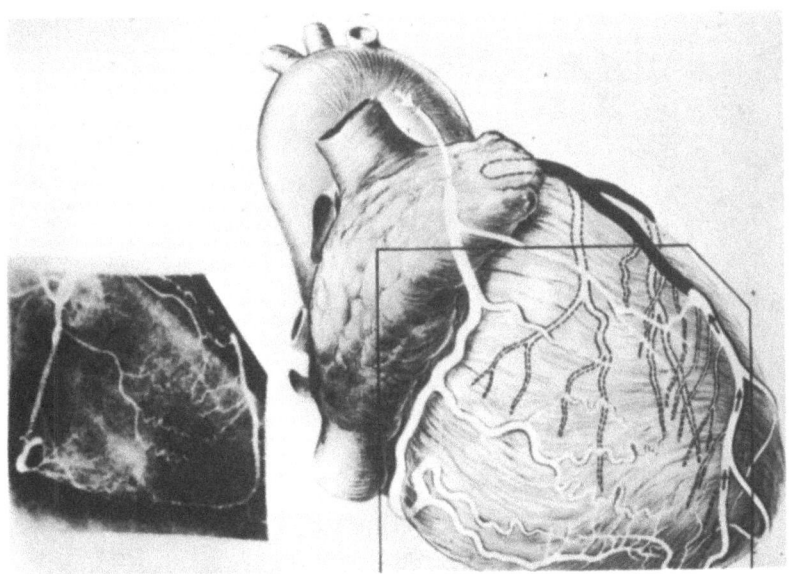

Abb. 10. Verschluß des Ramus descendens anterior mit retrograder Füllung distaler Gefäßabschnitte

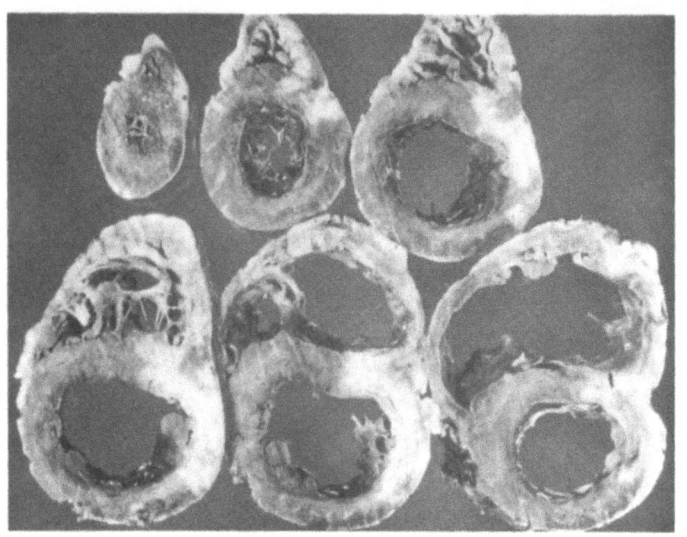

Abb. 11. Ausgedehnte Vernarbung nach Koronargefäßverschluß [1]

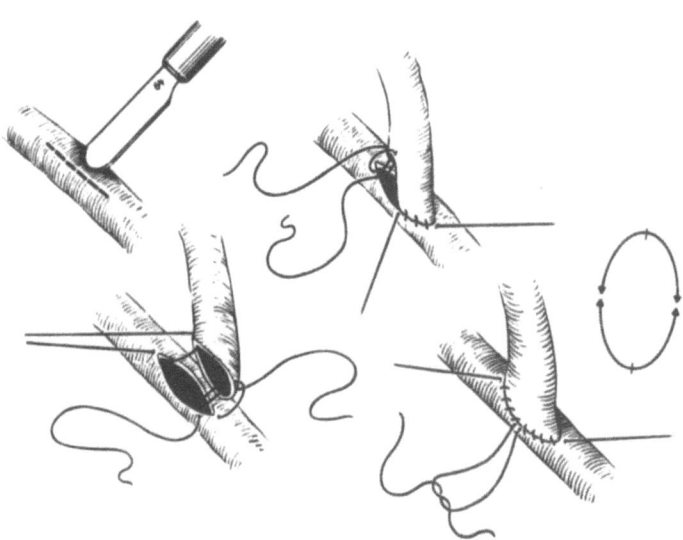

Abb. 12. Anastomose zwischen Venentransplantat und Koronararterie. Anastomose 6–8 mm lang, fortlaufende Nahttechnik mit monofilem Faden 6×0

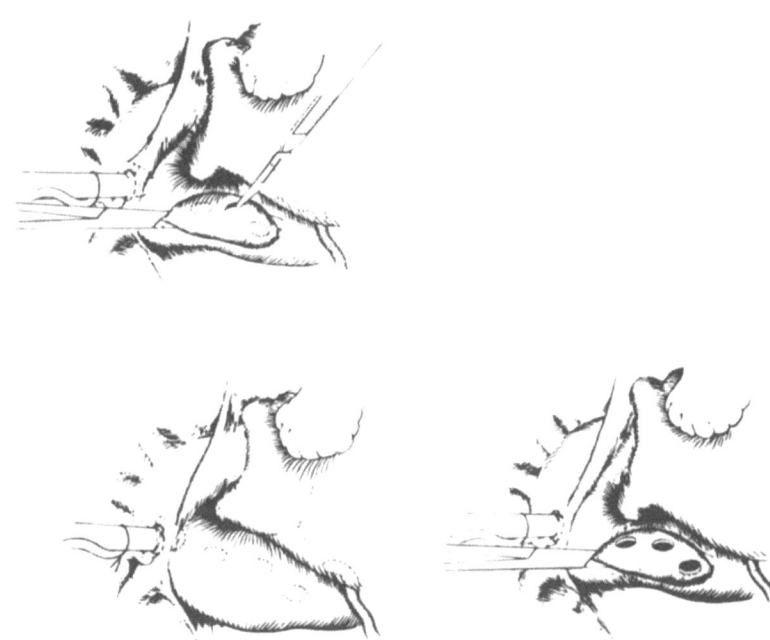

Abb. 13. Aortale Anastomosen. Die Aorta ist partiell ausgeklemmt. Es werden 5 mm weite Segmente entnommen und in diese die Venentransplantate anastomosiert in fortlaufender Nahttechnik 5 × 0 monofiler Faden

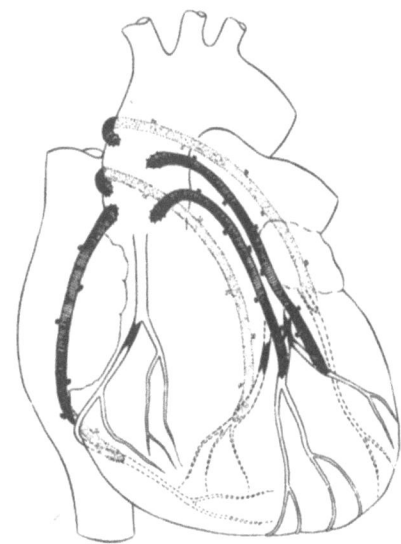

Abb. 14. Verlauf der Transplantate, Bypassgefäße zur Hinterwand des linken Ventrikels können auch durch den Sinus transversus gezogen werden

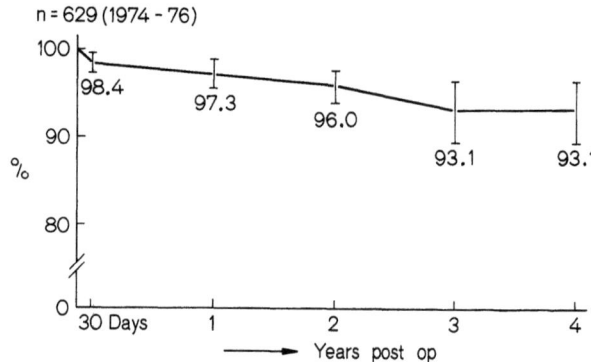

Abb. 15. Vierjahresüberlebensrate von 629 Patienten

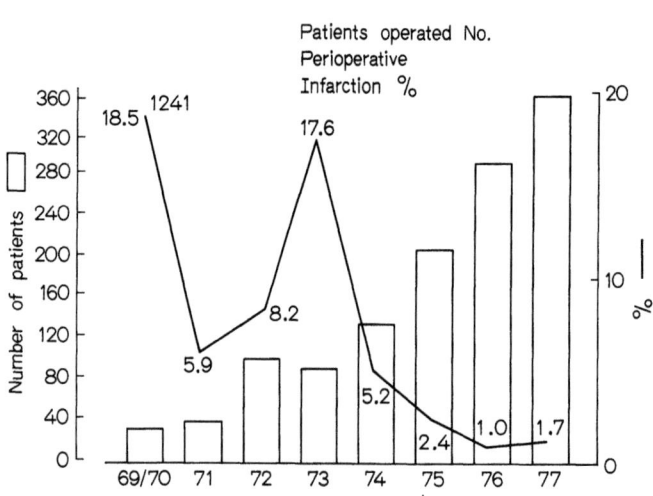

Abb. 16. Abfall der perioperativen Infarktrate mit zunehmender Operationszahl

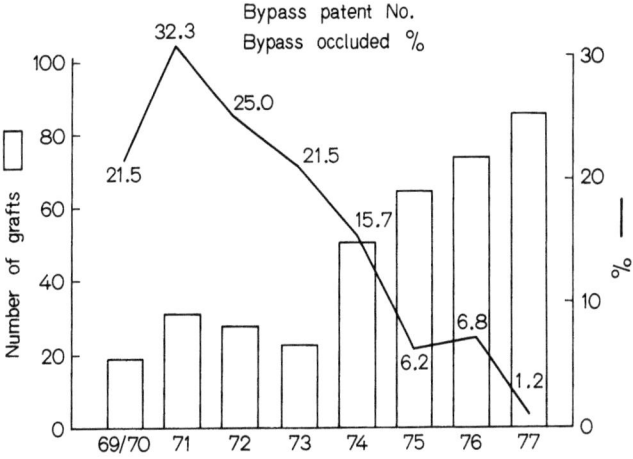

Abb. 17. Frühverschlüsse der Bypassvenen in Abhängigkeit zur Operationsfrequenz

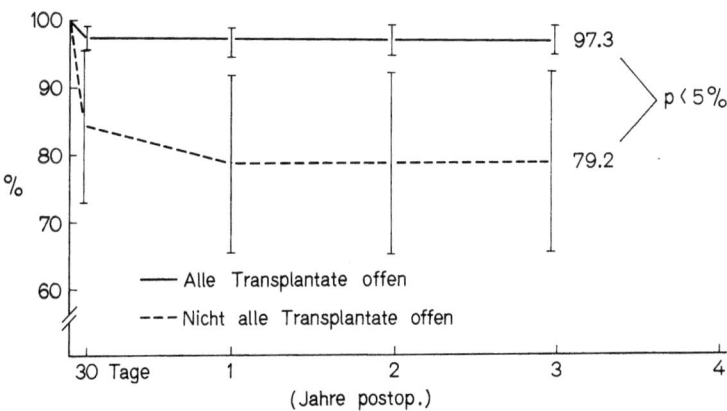

Abb. 18. Herzinfarktrate in Abhängigkeit zur Funktionsfähigkeit des Bypass

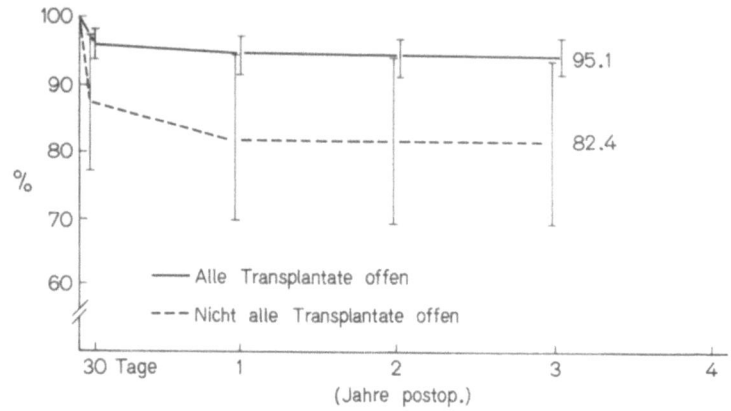

Abb. 19. Dreijahresüberlebensraten in Abhängigkeit von verschlossenen und funktionsfähigen Transplantaten

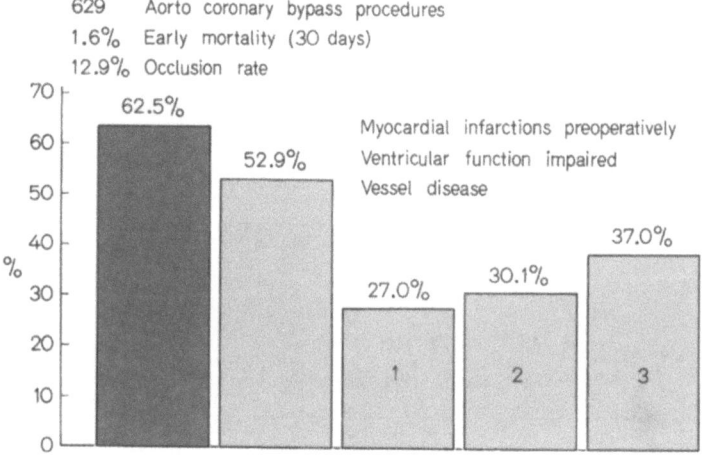

Abb. 20. Präoperative Ausdehnung der Koronarerkrankung

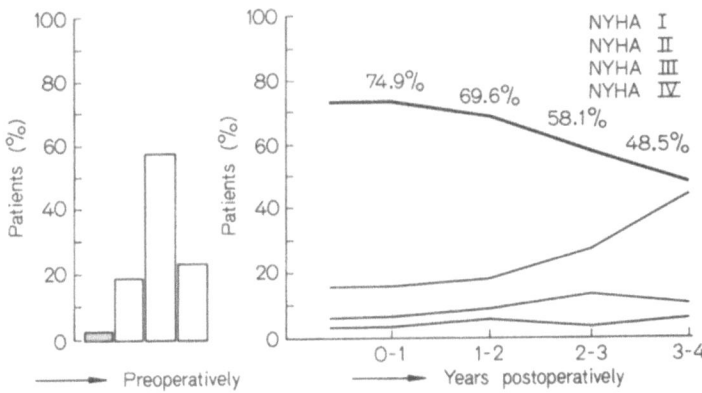

Abb. 21. Änderung des Beschwerdegrades (NYHA) 1 bis 4 Jahre postoperativ

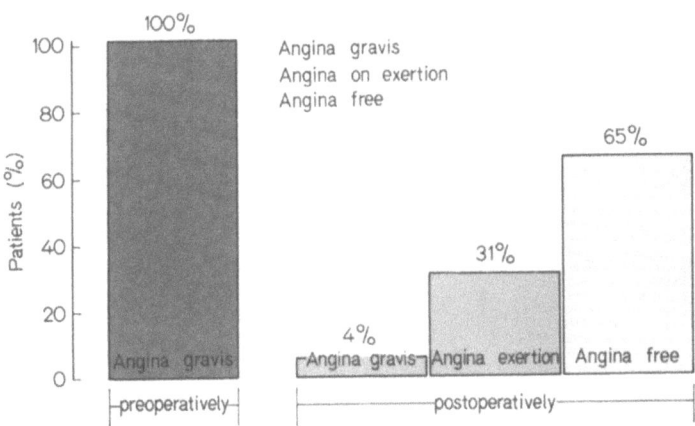

Abb. 22. Änderung der Beschwerden von Patienten mit präoperativer Angina gravis

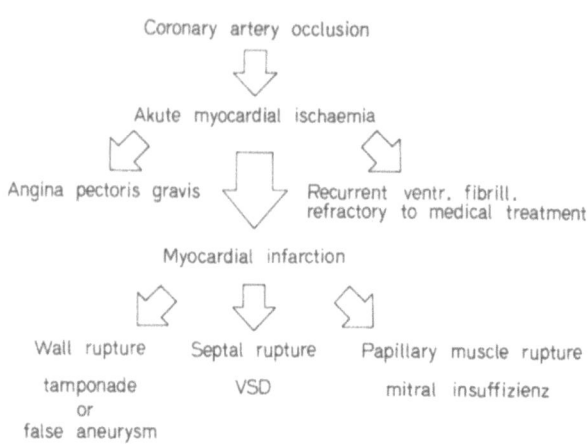

Abb. 23. Entwicklungsmöglichkeiten des Koronargefäßverschlusses

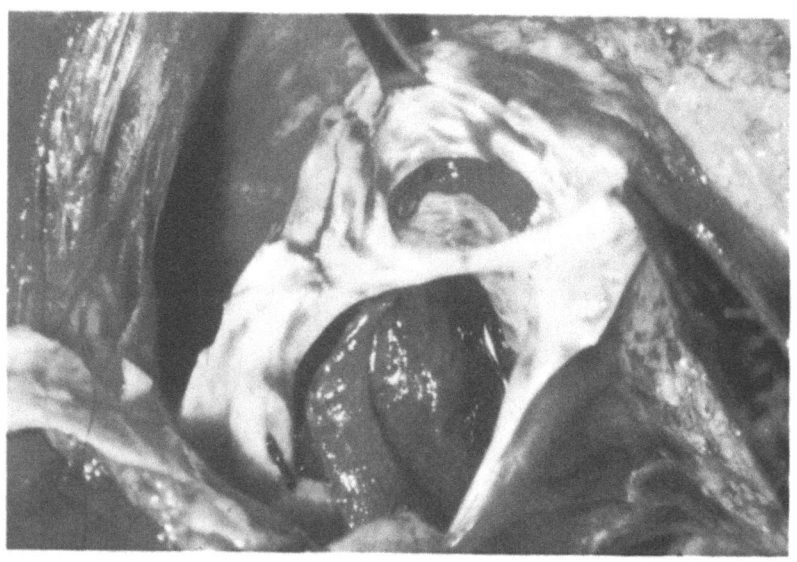

Abb. 24. Perforationsöffnung des linken Ventrikels. Der Aneurysmasack ist eröffnet, ein Thrombus erkennbar

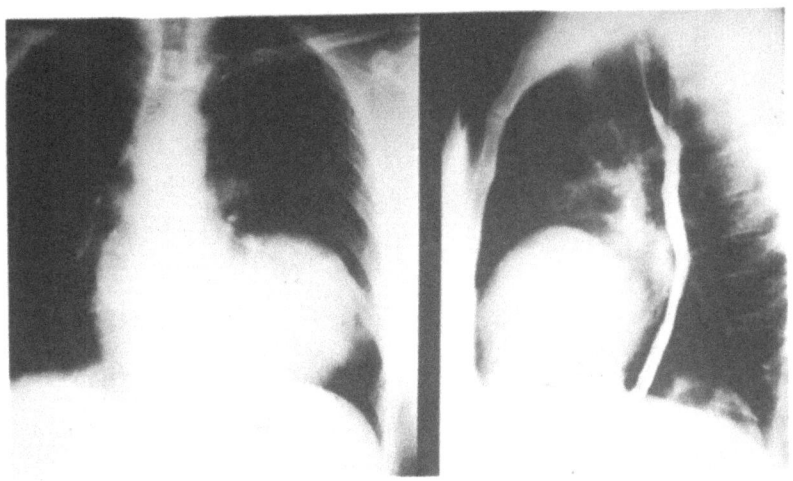

Abb. 25. Großes linksventrikuläres Aneurysma

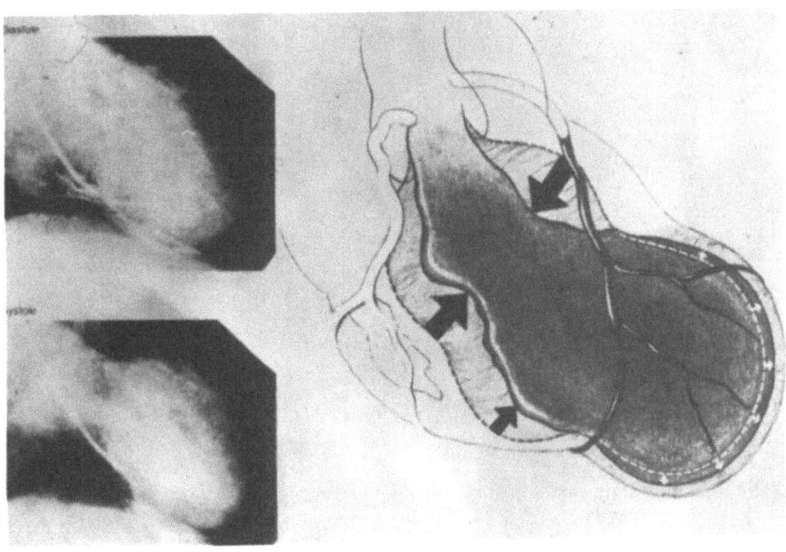

Abb. 26. Lävogramm in Systole und Diastole und schematische Darstellung eines Vorderwandaneurysma mit paradoxer Pulsation [2]

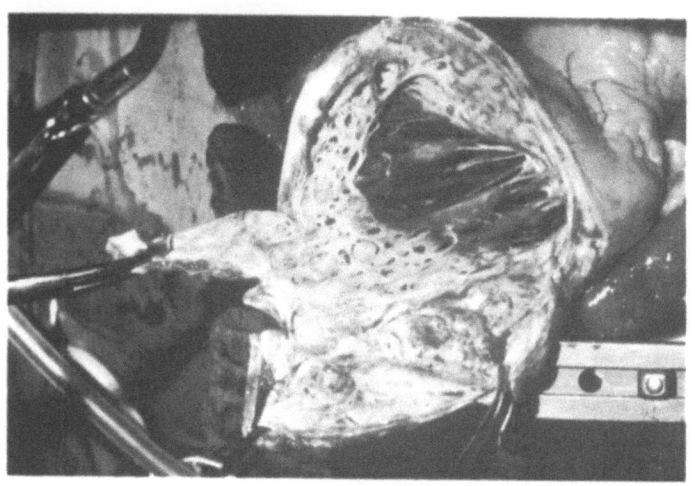

Abb. 27. Nach Entfernung des wandhaftenden Thrombus läßt sich der fibrosierte Bezirk leicht abgrenzen

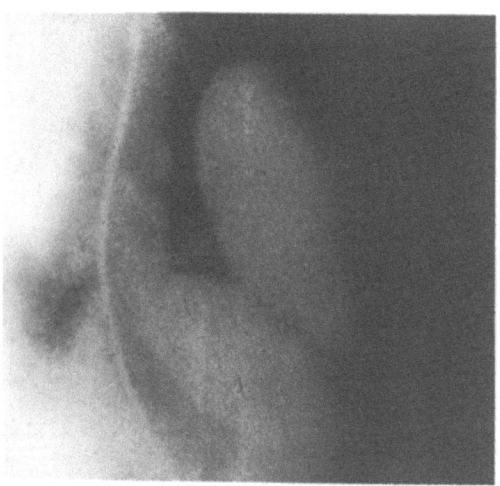

Abb. 28. Lävogramm falsches Aneurysma linker Ventrikel

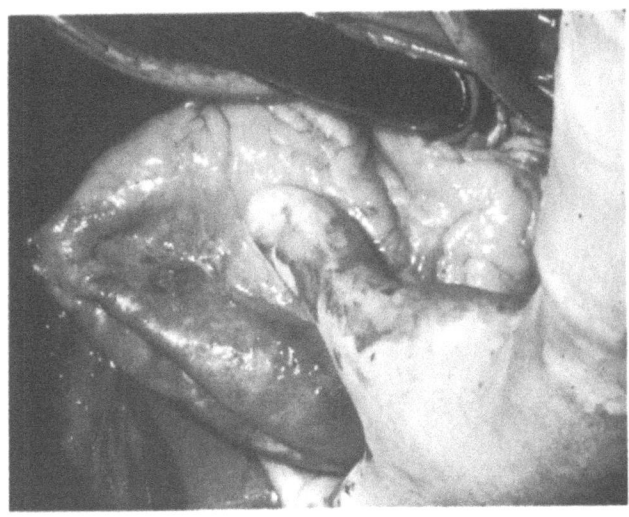

Abb. 29. Operationsitus, Faltung der narbigen Ventrikelwand nach Absaugung des Blutes unter extrakorporaler Zirkulation

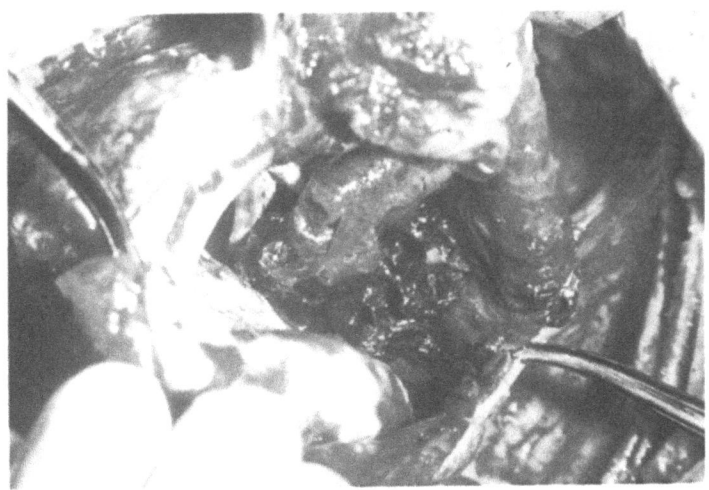

Abb. 30. Aneurysmasack eröffnet. Die wandhaftenden Thromben werden entfernt

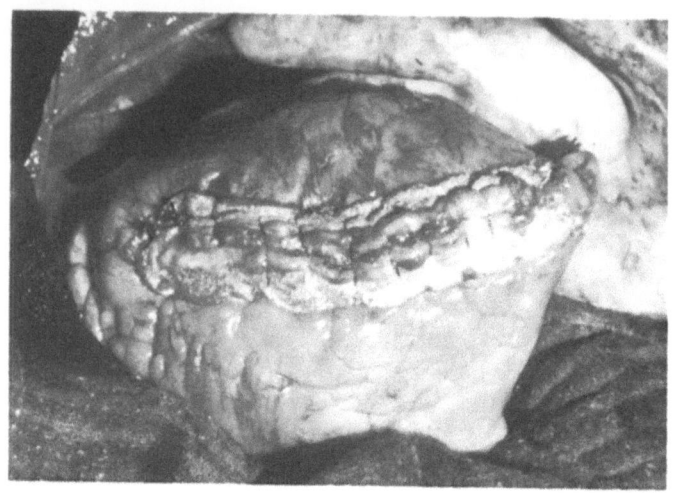

Abb. 31. Verschluß des Ventrikels über seitlich angelegte Filzstreifen

Möglichkeiten der Prävention bei der koronaren Herzkrankheit

H. Kaffarnik und J. Schneider

1. Vorbemerkungen zur Epidemiologie

Seit dem 2. Weltkrieg und in Abhängigkeit vom Wohlstand hat sich die Arteriosklerose in den Industrienationen immer weiter ausgebreitet. In der Bundesrepublik Deutschland stirbt heute ungefähr jeder zweite an den Folgen von degenerativen kardiovaskulären Erkrankungen [1]. Dabei ergreift die Arteriosklerose auch immer jüngere Lebensdekaden. An der Medizinischen Poliklinik der Universität Marburg führen kardiovaskuläre Erkrankungen mit 28% die Diagnose-Statistik an (Tabelle 1). In zum Teil ausgedehnten Langzeitbeobachtungen konnten nach 1945 vor allem in den USA und Skandinavien, aber auch in Deutschland, Störungen oder Krankheiten herausgearbeitet werden, die offensichtlich zu einer verstärkten Arteriosklerose prädestinieren. Damit leistete die Wissenschaft mit der Methode der Epidemiologie einen Beitrag zu einer wirksamen Bekämpfung der arteriosklerotisch bedingten Erkrankungen. Das überzufällige Zusammentreffen von derartigen Faktoren mit einer erhöhten Erkrankungsrate der Koronararterien, der Gefäße des Gehirnkreislaufs oder mit peripheren Zirkulationsstörungen führte dazu, diese Größen als Risikoindikatoren, bzw. Risikofaktoren, für die Entstehung einer Arteriosklerose zu bezeichnen. Als Hauptrisikofaktoren haben sich dabei die meisten Störungen des Fettstoffwechsels, die Hypertonie, Nikotinabusus und der Diabetes mellitus herausgestellt. Dazu kommen Übergewicht, Hyperurikämie, mangelndes körperliches Training [2]. Epidemiologische Studien aus Framingham, Evans County, Manitoba, Tecumseh oder andere sind inzwischen so bekannt, daß ihre Ergebnisse hier nicht wiederholt werden müssen.

Die Gedankenkette „Zurückdrängung von Risikofaktoren führt zu einer Verminderung an arteriosklerotisch bedingten Erkrankungen" liegt wohl nahe, erfordert aber eindeutige Beweise im Experiment. Bei dieser Art der Vorsorge oder „Prävention" erwies es sich als günstig, zu unterscheiden, ob die beteiligten Personen bereits Gefäßerkrankungen erkennen ließen oder nicht. Litten sie zu Beginn einer Studie an Gefäßstörungen, bezeichnete man das Vorgehen als „sekundäre", ließen sich keine Gefäßstörungen nachweisen, als „primäre" Prävention. Es leuch-

Tabelle 1. Häufigkeit der Diagnosen in der Medizinischen Poliklinik der Universität Marburg, 1970 [60]

Diagnosegruppe	Gesamt (n)	%	Männer (n)	%	Frauen (n)	%
1. Kardiovaskuläre Erkrankungen	5519	27,9	2568	27,3	2951	28,6
2. Stoffwechsel- und endokrinologische Erkrankungen	3907	19,8	1505	16,0	2402	23,3
3. Gastroenterologische Erkrankungen	2688	13,6	1495	15,9	1193	11,6
4. Erkrankungen der Atemwege (ohne Tuberkulose)	1774	9,0	1203	12,8	571	5,5
5. Rheumatische und Skeletterkrankungen	1475	7,5	700	7,4	775	7,5
6. Harnwegserkrankungen	1379	7,0	535	5,7	844	8,2
7. Psychische und psychiatrische Erkrankungen (ohne organisches Korrelat)	843	4,3	369	3,9	474	4,6
8. Hämatologische Erkrankungen	269	1,4	95	1,0	174	1,7
9. Neoplasien (ohne Hämoblastosen)	312	1,6	132	1,4	180	1,7
10. Infektionskrankheiten (ohne Angina tonsillaris, Enteritis, Kolitis, Pyelonephritis, Osteomyelitis u.ä.)	302	1,5	201	2,1	101	0,9
11. Verschiedenes (einschließlich Krankheiten aus anderen Fachgebieten: Augen, HNO, Haut, Frauen)	1261	6,4	600	6,4	661	6,4
Gesamtzahl der Diagnosen:	19729	100	9403	99,9	10326	100

tet ein, daß solche Untersuchungen an größeren Personenzahlen und über viele Jahre durchgeführt werden müssen, um zu verbindlichen Schlüssen zu gelangen. Um den natürlichen Ablauf ohne Einflußnahme zu erkennen, muß man parallel ein Vergleichskollektiv untersuchen.

2. Hyperlipoproteinämien

Zur Prävention auf dem Gebiet der Hyper- und Dyslipoproteinämien bieten sich verschiedene Methoden an:

1. Beeinflussung durch diätetische Maßnahmen,
2. medikamentöse Behandlung,
3. andere Maßnahmen wie Gewichtsabnahme, körperliches Training etc.

In jüngster Zeit wurden die Hyperlipoproteinämien als Risikofaktor für kardiovaskuläre degenerative Erkrankungen wissenschaftliches Streitobjekt. Eine positive Folge dieser Diskussion war: es wurde ins Bewußtsein der Ärzte zurückgerufen, daß Vermehrungen der Blutlipide nicht die einzige Ursache für die Arteriosklerose bedeuten. Nichtsdestoweniger stellen gerade die häufigen Formen der Hyperlipoproteinämie einen wichtigen Faktor in der Pathogenese der Arteriosklerose dar. Die Meinungsverschiedenheiten über den Wert der präventiven Senkung von Serum-Lipiden hatten sicherlich auch einen Grund in der Problematik des sog. oberen Normwertes [3]. Epidemiologisch erhobene Daten zeigen, daß die Erhöhung des Risikos nicht ab bestimmten Schwellenwerten, sondern gewissermaßen stufenlos bereits bei normalen Serumspiegeln in Abhängigkeit von der Lipidhöhe beginnt [4].
Die Bedeutung der Hypercholesterinämie, bzw. einer Vermehrung der cholesterinreichen LDL (Low density lipoproteins) als Risikofaktor der koronaren Herzkrankheit, konnte durch umfangreiche Untersuchungen bestätigt werden [5, 6, 7, 8, 9]. In diesem Zusammenhang erinnern wir daran, daß bei der familiären, homozygoten Hypercholesterinämie der Tod an Herzinfarkt oft vor dem 30. Lebensjahr eintritt [10, 11].
Ob auch erhöhten Triglyzeridwerten oder einer Vermehrung der triglyzeridreichen VLDL (Very low density lipoproteins) eine vom Cholesteringehalt unabhängige atherogene Wirkung zukommt, wird heute zum Teil bezweifelt. Viele Publikationen sprechen jedoch auch für den Risikofaktor „Hypertriglyzeridämie" und bestätigen somit die frühen Arbeiten von Albrink [12, 13]. Literaturangaben zu dieser Problematik findet man in kürzlich veröffentlichten Übersichtsarbeiten [14, 15, 16, 17, 18]. Auch in eigenen Untersuchungen fanden wir bei Hypertrigly-

zeridämien vermehrt Zeichen von koronaren Durchblutungsstörungen [19, 20]. Dabei ist auch interessant, daß Erhöhungen der Serum-Triglyzeride zu einer vermehrten Aggregation der Thrombozyten führen können [21] und somit unter Umständen die „Initialzündung" für ein Infarktereignis darstellen. Weiterhin wurde jüngst eine Beziehung zwischen erhöhten Serum-Triglyzeriden und niedrigen HDL (High density lipoproteins)-Spiegeln gesichert [22]. Die direkte atherogene Potenz erhöhter Serum-Cholesterinwerte scheint jedoch höher zu sein als die vermehrter Serum-Triglyzeride.

Der jetzt häufig genannte Begriff HDL rückt bereits in den Kreis unserer Betrachtungen. Die Risikofaktoreigenschaft kommt besonders dem LDL (β)-Cholesterin zu. Eine Vermehrung des HDL (α)-Cholesterins scheint sogar eine Schutzfunktion hinsichtlich der Arteriosklerose auszuüben – sie ist jedenfalls mit geringerem Risiko verbunden. Dabei werden zwei Arbeitshypothesen diskutiert: 1. das HDL-Cholesterin tritt in Konkurrenz zum atherogenen LDL und 2. der Rücktransport von Cholesterin aus dem Gewebe wird durch HDL gefördert.

In anschließend zu erörternden epidemiologischen Präventivstudien wurde nur das Gesamtcholesterin bestimmt. Mit der heute erforderlichen Methodik konnten wir kürzlich nachweisen, daß auch im hohen und höchsten Lebensalter eine signifikante Korrelation zwischen niedrigem HDL-Cholesterin und gehäuft auftretenden arteriosklerotischen Durchblutungsstörungen besteht (Abb. 1). Mäßige Mengen Alkohol sollen die HDL ansteigen lassen [23] und könnten somit ebenfalls Bedeutung für die Prävention der Arteriosklerose erlangen.

Tabelle 2 läßt die Endresultate von 4 großen Diätstudien an Versuchspersonen ohne erkennbare Gefäßschädigung bei Eintritt in die Studie erkennen. Hierbei zeigt sich, daß bei primärer Prävention, d. h. vor einem eingetretenen Ereignis, durch diätetische Beeinflussung die Erkrankungsfrequenz oder die Todesfälle an koronarer Herzkrankheit durchschnittlich um die Hälfte vermindert werden konnten. Nicht ganz so günstig, jedoch immer noch unterschiedlich, liegen die Ergebnisse bei bereits bestehenden Durchblutungsstörungen, also bei sekundärer Prävention, d. h. bei einer Intervention nach eingetretenem Ereignis (Tabelle 3). Die diätetischen Maßnahmen bestanden in einem Austausch von gesättigten Nahrungsfetten durch hoch-ungesättigte und durch eine Verminderung des Nahrungs-Cholesterins.

Bei der sekundären Prävention müssen sich die Risikofaktoren ihre weitere prognostische Bedeutung mit dem morphologischen und funktionellen Zustand des Myokards nach dem Infarkt teilen. Insofern verdient der Erfolg sekundärer diätetischer präventiver Maßnahmen Beachtung.

Tabelle 2. Kontrollierte Studien zur primären Prävention mit diätetischer Cholesterinsenkung

Studie	n	Exp. Diät	Endpunkt	Ergebnis		Beobachtungszeitraum
				Diätgruppe	Kontrollgruppe	
1 Anticoronary Club NY (auch KG, RR) [62, 63]	941	P/S 1,25–1,5 Chol < 400 mg/d Fett 33% d. Kal. Na$^+$ <1,6 gr/d	Neu aufgetretene CHK	6,8[a]	13,4[a]	12 Jahre
2 Helsinki Mental Hosp. [8]	554	P/S 1,2–1,5 cholarm nur in Klinik N	Tod an CHK	6,61[a]	14,08[a]	12 Jahre
3 Chicago Coronary Prevention Evaluation Program (CPEP) [64] (multiple Risikofakt.)	519	Fettarm, cholarm	Tod an CHK Plötzlicher Herztod	5[a] 2[a]	27[a] 10[a]	7 Jahre
4 Vet. Adm. Study Los Angeles (Doppelblindstudie) [65]	846	Austausch von gesättigten Fetten durch Pflanzenöle	Tod infolge Koronarsklerose Plötzlicher Herztod	48/424[b] 18/424[b]	70/422[b] 27/422[b]	6 Jahre

[a] Ereignisse pro 1000 Personenjahre
[b] auf die angeführten Personen bezogene Ereignisse
CHK Koronare Herzkrankheit
Chol Cholesterin
P/S Verhältnis ungesättigte zu gesättigten Fettsäuren

Tabelle 3. Diätstudien zur sekundären Prävention. Die Ereignisse sind auf die angeführten Personen bezogen

Autor	Patientengut	n	Diät	Endpunkt	Ergebnis Diätgruppe	Kontrollgruppe	Beobachtungszeitraum
1 Lyon et al. [66]	MI	280	<50 g Fett/d <200 mg Chol/d	Reinfarkt	15 (4+) 155	51 (13+)/125	4 Jahre
2 Nelson [67, 68]	CHK (CVI)	242	50–60 g Fett/d P/S ↗	Tod an Reinfarkt	81/88	122/154	10–13 Jahre
3 Morrison [69]	MI	100	20–25 g Fett/d 50–70 mg Chol/d 1600 Kal/d	Tod mit Arteriosklerose als Hauptursache	31/50	50/50	12 Jahre
4 Leren [28]	MI	412	P/S 2,4 264 mg Chol/d Fett 39% d. Kal.	Reinfarkt	43/206	64/206	5 Jahre
				Plötzl. Herztod	27 (4 Reinf)/206	27 (7 Reinf)/206	
5 Bierenbaum et al. haupts. Typ IV HLP [29]	MI	200	Fett 28% d. Kal. P/S ↗ 400 mg Chol/d	Reinfarkt	<45 J 4/42 >45 J 12/58	12/49 16/51	10 Jahre

HLP Hyperlipoproteinämie, *CVI* zerebrovaskuläre Insuffizienz. Weitere Abkürzungen s. Tabelle 2

Es gibt auch sekundäre Präventivstudien mit negativem Erfolg [24, 25, 26, 27]. Die Ergebnisse der eben zitierten Untersuchungen zeigen derartig gravierende Fehler in der Versuchsanlage, daß man sie zur weiteren Klärung der Problematik nicht heranziehen kann.
Leren [28] konnte in seiner sekundären Präventivstudie einen gestaffelten Erfolg sogar noch innerhalb der Diätgruppe feststellen. Die Häufigkeit der Infarktrezidive läßt eine Abhängigkeit vom Grad der Cholesterinsenkung und somit von der Adhärenz an das Diätregime erkennen. Wir dürfen heute sagen: die diätetische Therapie mit signifikanter Senkung der Serum-Lipide, bzw. der entsprechenden Lipoproteine, dürfte nicht mehr umstritten sein.
Achtet man auf das Lebensalter der Teilnehmer präventiver Studien, so ergeben sich zusätzliche Gesichtspunkte: bei Leren [28] fand sich ein signifikanter Erfolg der Prävention nur bei unter 60jährigen, bei Bierenbaum et al. [29] sogar nur bei unter 45jährigen. Jedenfalls scheint es günstig zu sein, mit der Prävention oder einer Therapie möglichst zeitig einzusetzen.
Im Gegensatz zur diätetischen Behandlung sind die Meinungen über den Wert einer medikamentösen Therapie oder Prävention noch geteilt. Neben kasuistischen Mitteilungen, z. B. aus der Arbeitsgruppe von Zöllner [30], über eine Besserung der Angina pectoris und von Xanthomatosen durch Langzeitbehandlung mit Pyridylcarbinol liegen präventive Studien vor, z. B. von Krasno u. Kidera [31] oder von Dewar [32] mit Clofibrat. Wichtige Ergebnisse dieser Studien lassen Abb. 2 und 3, und Tabelle 4 erkennen. Auch die berühmte WHO-Studie [33] spricht im Grunde bei einer 9%igen Senkung des Serum-Cholesterins und bei sorgfältiger Analyse der erzielten Effekte für den Nutzen einer medikamentösen Prävention. Tabelle 5 zeigt für die Prävention wichtige Resultate der Studie. Hierbei handelt es sich um nicht tödliche Ereignisse. Mit anderen Worten: die signifikant niedrigere Inzidenz von Myokardinfarkten ist begrenzt auf die nicht tödlich verlaufenden Erkrankungen. Todesfälle an Koronarinsuffizienz zeigten keine Unterschiede (Tabelle 6).
Schettler et al. [17] haben in einer Monographie Ergebnisse zusammengestellt, die dafür sprechen, daß offensichtlich auch beim Menschen die Arteriosklerose reversibel ist. Eine ausreichende Therapie des Risikofaktors Hyperlipidämie (für die Praxis eine Senkung des Serum-Cholesterin-Spiegels auf Werte von 200–220 mg/100 ml) scheint dafür Voraussetzung zu sein.
Abschließend möchten wir den Nutzen der diätetischen Prävention anhand einer Arbeit von Franke demonstrieren (Abb. 4).
Viele präventive Mechanismen, besonders die diätetische Prävention, müssen als gesichert gelten. Manches ist noch nicht gesichert. Jedoch

Tabelle 4. Medikamentöse sekundäre Prävention (5 Jahre) [32]. Oben: Newcastle-Studie, unten: Schottische Studie

Erste klinische Zeichen	Intervention	n	Todesfälle/1200 Patientenmonate	Nicht tödliche Infarkte/ 1200 Patientenmonate
Angina pectoris	Clofibrat	183	2,66	3,67
	Placebo	192	5,98	6,02
Myokardinfarkt	Clofibrat	144	3,68	4,87
	Placebo	151	6,22	6,25
Angina pectoris	Clofibrat	147	1,50	2,13
	Placebo	167	3,97	3,78
Myokardinfarkt	Clofibrat	260	3,40	2,43
	Placebo	263	3,21	3,95

Tabelle 5. Auszug aus Tabelle 10 der WHO-Studie [70]. Wirksamkeit von Clofibrat. Schwere ischämische Ereignisse − Raten per 1000 per annum

Risikoquartilen nach einem Punktsystem aufgeschlüsselt	Gruppe I Hypercholesterinämie + Clofibrat	Gruppe II Hypercholesterinämie ohne Clofibrat	Differenz II − I
1 (Niedrigstes Risiko)	1,11	2,51	1,40
2	4,70	5,18	0,48
3	6,58	9,47	2,89
4 (Höheres Risiko)	12,56	16,28	3,72

Tabelle 6. Auszug aus Tabelle 12 der WHO-Studie [70]. Todesfälle während der Untersuchung und einer Folgebeobachtungszeit von 1 Jahr, altersstandardisiert für 40−59 Jahre, Raten per 1000 per annum

Gruppen	I	II	III
Ischäme Herzerkrankung	2,1	2,1	0,8
Alle anderen Todesursachen	4,1	3,1	3,9

I Hypercholesterinämie + Clofibrat (Mittelwert 249 mg/dl!)
II Hypercholesterinämie ohne Clofibrat,
III Normales Cholesterin

sind wir der Meinung, daß beim Versagen der diätetischen Intervention lipidsenkende Medikamente einzusetzen sind. Zur endgültigen Klärung dieser Problematik haben sich Stoffwechselzentren mehrerer Länder weltweit zu einem Programm der sog. Lipid-Research-Kliniken zusammengeschlossen.

3. Hypertonie

An der Bedeutung der Hypertonie als Risikofaktor zweifelt heute niemand. Die medikamentöse Therapie ist auch deshalb unumstritten, weil die Hochdruck-Krankheit nicht nur einen Risikofaktor darstellt, sondern eine allseits anerkannte Krankheit. Präventivstudien arbeiteten oder arbeiten mit Saluretika [34, 35, 36, 37], Rauwolfia-Alkaloiden [38], Beta-Rezeptorenblocker [34] oder kombiniert [39]. Für die Bevölkerung sollte jedoch die Empfehlung der Kochsalzeinschränkung weiterhin aufrechterhalten werden.

4. Diabetes mellitus

Nicht nur über die diabetische Mikro-, sondern auch über die Makroangiopathie liegt weltweit ein kaum noch übersehbares Schrifttum vor. Beide Formen des diabetischen Spätsyndroms sind allgemein anerkannt. Nach eigenen Erfahrungen zeigt die Makroangiopathie speziell die Koronarsklerose u. a. enge Beziehungen zu einer symptomatischen Hyperlipoproteinämie [40]. Nach Ergebnissen der Framingham-Studie scheinen übrigens weibliche Zuckerkranke gefährdeter zu sein als männliche [41]. Hierbei gilt zu beachten, daß weibliche Zuckerkranke eher als männliche übergewichtig sind oder daß die mittleren Blutdruckwerte bei Diabetikerinnen im Gegensatz zu Diabetikern höher zu sein scheinen. Als allgemeine Meinung gilt heute: je besser und je eher ein Diabetes eingestellt, je früher eine subklinische diabetische Stoffwechsellage aufgedeckt wird, um so mehr kann eine Mikro- oder eine Makroangiopathie angehalten oder verlangsamt werden. Auch nach eigenen Untersuchungen ist die kardiale Gefährdung des Diabetikers beeindruckend [42, 43].

5. Nikotinabusus

Obwohl das inhalative Zigarettenrauchen den Stellenwert einer Krankheit wie die Hypertonie oder den Stellenwert eines Risikofaktors wie die

Hypercholesterinämie besitzt, obwohl die genannten krankhaften Zustände zunehmend bekämpft werden, raucht man fleißig weiter. Dabei haben Ex-Raucher nach einigen Jahren das gleiche niedrigere Risiko für die Entstehung einer arteriellen Verschlußkrankheit wie Nichtraucher [44]. Nur: das Rauchen muß natürlich vor einem koronaren Ereignis und auch rechtzeitig davor aufgegeben werden.

6. Übergewicht

Ob eine Adipositas nur bei einem zusätzlichen Vorhandensein von Risikofaktoren eine Rolle spielt, wie es angenommen wurde [45, 46], ist nicht mehr gesichert [47]. In der Framingham-Studie konnte eine Beziehung zwischen Übergewicht und akutem Herztod oder Auftreten einer Angina pectoris nachgewiesen werden [6]. Da andere gesicherte oder vermutete Risikofaktoren mit der Adipositas häufig eng korreliert sind, ist es auch sehr schwierig, herauszubekommen, ob eine isolierte Gewichtsreduktion ohne Beeinflussung anderer Risikofaktoren für die Prävention der koronaren Herzerkrankung günstig ist.

7. Gicht und Hyperurikämie

3% der Männer in der Bundesrepublik sind von einer manifesten Gicht befallen [48]. Wahrscheinlich ist der Gicht-Patient durch mehrere Risikofaktoren gefährdet, weil Kombinationen dieser Erkrankung mit Hyperlipoproteinämien, diabetischer Stoffwechsellage, Übergewicht und Hypertonie nicht selten sind [49, 50].

8. Bewegungsmangel

Durch Training bzw. Bewegungstherapie kann die kardiopulmonale Leistungsfähigkeit lange aufrechterhalten werden [51, 52]. Bei trainierten älteren Menschen ist auch der Cholesterinspiegel niedriger als bei untrainierten [53]. Man konnte nachweisen, daß trotz stenosierender Koronarsklerose bei körperlich trainierten, möglicherweise bedingt durch einen gut funktionierenden Kollateralkreislauf, ein normales Belastungs-EKG vorlag [54]. Die Kollateralentwicklung als Ursache, im Tierversuch nachgewiesen, ist jedoch noch hypothetisch [55].

9. Weitere Risikofaktoren

Eine Hyperkoagulabilität, die auch durch eine Hypertriglyzeridämie bedingt sein kann, vermag die Entstehung eines Herzinfarktes zu fördern [21]. Der Streß spielt sicher eine Rolle [56, 57], jedoch sollte der Patient nicht davon abgehalten werden, Risikofaktoren zu eliminieren [58]. Bis jetzt, bis zum Zeitalter der Ovulationshemmer, schützte auch das Geschlecht gesunde Frauen vor einem Herzinfarkt. So ist bekannt, daß erst bei doppelseitiger Oophorektomie häufiger arteriosklerotische Veränderungen auftreten [59]. Die Häufigkeit der Arteriosklerose nimmt eigentlich erst nach der Menopause zu.

10. Abschlußbetrachtung

Nach allem, was wir heute wissen, sollte ein Mensch, der sich vor der koronaren Herzerkrankung möglichst lange Zeit schützen will, schlank sein, mäßig essen, besonders bei familiärer Belastung eine Vermehrung der Blutlipide − auch als Schlanker − zunächst diätetisch, ggf. medikamentös bekämpfen; das gilt auch für ältere Personen, mindestens schon wegen der vermehrten Viskosität des Blutes. Natürlich muß man im Eventualfall auch eine gute Diabeteseinstellung erstreben und einen überhöhten Blutdruck möglichst normalisieren. Auch eine Überprüfung der Rauchgewohnheiten sowie körperliches und geistiges Training bis ins hohe Alter gehören zu unseren Empfehlungen. Wie sich Risikofaktoren bei der koronaren Verschlußkrankheit kombinieren können, zeigt Tabelle 7.

Es liegt in unserer Hand, nicht nur ein hohes Alter zu erleben, sondern im genetisch erreichbaren Alter auch die Gesundheit zu bewahren.

Tabelle 7. Häufigkeit der Risikofaktoren bei Patienten mit gesichertem Koronarverschluß n = 91 [61]

Hyperlipidämie	88%
Übergewicht	78%
Hyperurikämie	28,3%
Hypertonie	28,1%
Diabetes	13,2%

Literatur

1. Statistisches Jahrbuch 1972–1975 für die Bundesrepublik Deutschland. Kohlhammer, Stuttgart Mainz
2. Schettler G (1972) Risikofaktoren der Herz- und Gefäßkrankheiten. Med Welt 25:1171
3. Kaffarnik H, Schneider J, Eimer-Brede S, Eimer U, Zöfel P, Hausmann L, Mühlfellner G, Schubotz R, Mühlfellner O, Meyer-Bertenrath JG (1976) Normalwerte für Serumlipide. Verh Dtsch Ges Inn Med 81:628
4. Paul O, Lepper MH, Phelan WH, Dupertius GW, MacMillan A, MacKean H, Par H (1963) A longitudinal study of coronary heart disease. Circulation 28:20
5. Braunsteiner H, Sailer S, Sandhofer F, die Pauli R, Gabl F, Jung A (1965) Lipidwerte bei gesunden Personen und Patienten mit Myokardinfarkt. Wien Klin Wochenschr 77:859
6. Kannel WB, Le Bauer EJ, Dawber TR, McNamara PM (1967) Relation of body weight to development of coronary heart disease: the Framingham study. Circulation 35:734
7. Klemens UH, Löwis of Menar EI v, Bremer A, Wnuck IV, Schröder R (1972) Hyperlipoproteinämien und Koronarerkrankungen. Klin Wochenschr 50:139
8. Miettinen M, Turpeinen R, Karvonen M, Elusuo R, Paavilainen E (1972) Effect of cholesterol-lowering diet on mortality from coronary heart diesease and other causes. Lancet II:835
9. Stamler J (1975) The coronary drug project. JAMA 231:360
10. Slack J (1969) Risks of ischaemic heart disease in familial hyperlipoproteinemie states. Lancet II:1380
11. Stone NJ, Levy R, Fredrickson D, Verter J (1974) Coronary artery disease in 116 kindred with familial type II hyperlipoproteinemia. Circulation 49:476
12. Albrink MJ (1962) Triglycerides, lipoproteins and coronary artery disease. Arch Intern Med 109:345
13. Albrink MJ, Man EB (1959) Serum triglyceride in coronary artery disease. Arch Intern Med 103:4
14. Greten H, Klose G, Schettler G (1978) Die Beeinflussung erhöhter Blutfette. Ärztl Mitt 75:1739
15. Klose R, Mordasini R, Middelhoff G, Augustin J, Greten H (1978) Medikamentöse Behandlung primärer Hyperlipoproteinämien. Klin Wochenschr 56:99
16. Mordasini R (1978) Therapie der Hyperlipoproteinämien – wann? wie? Schweiz Med Wochenschr 108:113
17. Schettler G, Stange E, Wissler RW (eds.) (1977) Atherosclerosis – is it reversible? Springer, Berlin Heidelberg New York
18. Schneider J (1977) Die Beeinflussung der Risikofaktoren durch eine entsprechende Ernährung. Internist (Berlin) 18:657
19. Kaffarnik H, Braun B, Eltze Ch, Hausmann L, Mühlfellner G, Mühlfellner O, Neitzert A, Schneider J, Schubotz R, Zehner J (1978) Untersuchungen zur koronaren Durchblutungsreserve bei Patienten mit essentiellen Hyperlipoproteinämien. Z Kardiol 67:481
20. Schneider J, Fürst G, Zöfel P, Kaffarnik H (1972) Anteil der mit Gefäßschäden korrelierbaren Veränderungen bei Patienten mit Hyperlipidämien. Arzneim Forsch 22:1823
21. Schneider J, Fuchs G, Kaffarnik H (1976) Influence of essential phospholipids on human platelet aggregability. In: Peeters H (ed) Phosphatidylcholine, biochemical and clinical aspects of essential phospholipids. Springer, Berlin Heidelberg New York, p 244

22. Schaefer EJ, Anderson DW, Brewer HB Jr, Levy RI, Danner RN, Blackwelder WC (1978) Plasma-Triglycerides in Regulation of H.D.L.-Cholesterol Levels. Lancet II:391
23. Castelli WP, Doyle JT, Gordon T, Hames CG, Hjortland MC, Hulley SB, Kagan A, Zukel WJ (1977) Alcohol and blood lipids. The cooperative lipoprotein phenotyping study. Lancet II:153
24. Medical Research Council (1965) Low-fat diet in myocardial infarction. Lancet II:501
25. Medical Research Council (1968) Controlled trial of soya-bean oil in myocardial infarction. Lancet II:693
26. Rose GA, Thomson WB, Williams RT (1965) Corn oil in treatment of ischaemic heart disease. Br Med J I:1531
27. Watson WC (1963) Long-term administration of corn oil in management of patients with acute myocardial infarction: a four-year study. Br Med J II:1366
28. Leren P (1970) The Oslo diet-heart study. Circulation 42:935
29. Bierenbaum ML, Fleischmann AI, Raichelson RI, Hayton T, Watson PB (1973) Ten-year experience of modified-fat diets on younger men with coronary heart disease. Lancet I:1404
30. Zöllner N, Gudenzi M (1967) Treatment of hypercholesterolemia with betapyridylcarbinol. In: Kritchevsky D, Paoletti R, Steinberg MD (eds) Progress in biochemical pharmacology. vol 2. Drugs affecting lipid metabolism. Karger, Basel, p 406
31. Krasno L, Kidera G (1972) Clofibrate in coronary heart disease. Effect on morbidity and mortality. A primary preventive study. JAMA 219:845
32. Dewar HA (1972) Long-term therapy of ischaemic heart disease. Arzneim Forsch 22:1835
33. Commitee of Principal Investigators (1978) A cooperative trial in the primary prevention of ischaemic heart disease using clofibrate. Br Heart J 40:1069
34. Dollery CT (1975) Medical research council trial material. In: Paul O (ed) Epidemiology and control of hypertension. Thieme, Stuttgart, p 423
35. Veterans Administration Cooperative Study Group on Antihypertensive Agents (1967) I. Results in patients with diastolic blood pressures averaging 115 through 129 mmHg. JAMA 202:1028
36. Veterans Administration Cooperative Study Group on Antihypertensive Agents (1970) II. Results in patients with diastolic blood pressure averaging 90 through 114 mmHg. JAMA 213:1143
37. Veterans Administration Cooperative Study Group on Antihypertensive Agents (1972) Effects of treatment on morbidity in hypertension. III. Influence of age, diastolic pressure, and prior cardiovascular disease: further analysis of side effects. Circulation 45:991
38. McFate Smith W, Johnson WP, Bromer L (1975) Intervention trial in mild hypertension U.S. public health service hospitals. Cooperative Study Group. In: Paul O (ed) Epidemiology and control of hypertension. Thieme, Stuttgart, p 461
39. Hamilton M, Thompson EN, Wisniewski TKM (1964) Role of blood pressure control in preventing complications of hypertension. Lancet I:235
40. Schneider J, Marx J, Kaffarnik H, Jahnke K, Englhardt A (1975) Frequenz der Coronarinsuffizienz bei Diabetikern in Abhängigkeit von den Serumlipiden. 10. Kongreß der deutschen Diabetesgesellschaft, Ulm 1975
41. Heyden S (1976) Epidemiologie der Atherosklerose. 10. Kongr. d. Deutschen Diabetes-Gesellschaft Ulm, 1975
42. Gassel WD, Engelhardt R, Deibert K, Zöfel P, Kaffarnik H (1970) Die kardiale Gefährdung des Diabetikers. Dtsch Med Wochenschr 95:1587

43. Kaffarnik H, Lingelbach H, Gassel WD, Heimsoth V (1971) Häufigkeit diabetischer Stoffwechselstörungen bei Herzinfarktpatienten. Dtsch Med Wochenschr 96:1659
44. Gordon T, Kannel WB, McGee D, Dawber TR (1974) Death and coronary attacks in men after giving up cigarette smoking. Lancet II:1345
45. Gordon T, Kannel WB (1974) Übergewicht und kardiovaskuläre Erkrankungen. Z Präklin Geriatr 6:140
46. Keys A, Aravanis C, Blackburn H, van Buchem FSP, Buzina R, Djordjevic BS, Fidanza F, Karvonen MJ, Menotti A, Puddu V, Taylor HL (1972) Coronary heart disease: overweight and obesity as risk factors. Ann Intern Med 77:15
47. Rabkin SW, Mathewson FAL, Hsu P (1977) Relation of body weight to development of ischemic heart disease in a cohort of young north american men after a 26 year observation period: The Manitoba study. Am J Cardiol 39:452
48. Zöllner N (1975) Gicht, Stoffwechsel, Ernährung, Endokrinium. In: Zöllner N v, Wolfram G (Hrsg) Taschenbücher Allgemeinmedizin. Springer, Berlin Heidelberg New York
49. Mertz DP, Babucke G (1973) Die Dyslipoproteinämie bei primärer Gicht. Dtsch Med Wochenschr 98:1457
50. Mühlfellner G, Mühlfellner O, Oehm R, Schneider J, Neitzert A, Zöfel P, Kaffarnik H (1973) Bestehen Korrelationen zwischen gestörtem Zuckerstoffwechsel und Hyperlipoproteinämie, Hypertonie und Adipositas bei Gicht-Patienten. In: Behringer A v (Hrsg) III. Internat. Donau-Symposium über Diabetes mellitus, Salzburg 1973. Maudrich, Wien München Bern
51. Lang E (1974) Präventive Möglichkeiten bei Herz- und Kreislaufkrankheiten. Ärztl Prax 26:54
52. Lang E (1975) Sport und praeklinische Geriatrie. Sportarzt Sportmed 76:
53. Lang E, Hörmann HA, Haas W, Heck KJ, Meythaler M, Schmidt J (1972) Der Serumcholesterinspiegel bei trainierten und untrainierten älteren Menschen. Z Praeklin Geriatr 2:166
54. Roskamm H (1968) Das Belastungs-EKG. Boehringer, Mannheim
55. Schaper W (1974) Zur Entstehung eines Kollateralkreislaufs bei Koronararterienverschlüssen. Dtsch Med Wochenschr 99:2299
56. Gerlach U, Hauss WH (1969) Die Bedeutung des Mesenchymstoffwechsels in der Pathogenese des Herzinfarktes. Pathogenetische Faktoren des Myokardinfarktes. Schattauer, Stuttgart New York
57. Hauss WH, Gerlach U, Junge-Hülsing G (1965) Über die Reaktion des Mesenchymstoffwechsels auf endogene und exogene Reize. Med Hyg 23:208
58. Heyden S (1969) Primäre und sekundäre Prävention des Myokardinfarktes. Pathogenetische Faktoren des Myokardinfarktes. Schattauer, Stuttgart New York
59. Higano N, Robinson RW, Cohen WD (1963) Increased incidence of cardiovascular disease in castrated women. N Engl J Med 268:1123
60. Kaffarnik H, Al-Deiri J, Zöfel P, Al-Deiri U, Hausmann L, Gassel WD (1976) Auswertungen über die Patienten der Medizinischen Univ. Poliklinik Marburg 1969 bis 1970. Therapiewoche 26:7489
61. Berg G, Bachmann K, Matzkies F, Bergner D, Grabner W, Bornhofen E, Stürzenhofecker P, Sailer D (1972) Beziehungen zwischen Stoffwechselerkrankungen und Schweregrad der Koronarkrankheit. Arzneim Forsch 22:1806
62. Christakis G, Rinzler SH, Archer M, Winslow G, Jampel G, Stevenson J, Friedman G, Fein H, Kraus A, James G (1969) The anticoronary club. Am J Public Health 56:299
63. Rinzler S (1968) Primary prevention of coronary heart disease by diet. Bull NY Acad Med 44:936

64. Stamler J (1971) Acute myocardial infarction-progress in primary prevention. Br Heart J 33:145
65. Dayton S, Pearce ML, Hashimoto S, Dixon WJ, Tomiyasu U (1969) A controlled trial of a diet high in unsaturated fat. Circulation [Suppl 2] 40:
66. Lyon TP, Yankley A, Fogman JW, Strisower B (1956) Lipoproteins and diet in coronary heart disease. Calif Med 84:325
67. Nelson AM (1956a) Treatment of atherosclerosis by diet: I. Results in patients followed from 36 72 Months. Northwest Med 55:643
Nelson AM (1956b) Treatment of atherosclerosis by diet: II. Common erros preventing effective cholesterol and phospholipid changes. Northwest Med 55:792
Nelson AM (1956c) Treatment of atherosclerosis by diet: III. Selection and management of patient. Northwest Med 56:874
68. Nelson AM, Douglas C (1965) Der Einfluß einer fettkontrollierten Ernährung auf Patienten mit Koronarerkrankungen. Med Welt 2063
79. Morrison LM (1960) Diet in coronary atherosclerosis. JAMA 173:884
70. Schneider J, Kaffarnik H (1979) Clofibrat – Zu Wirkungen und Nebenwirkungen in einer kooperativen Studie der WHO und der Schlußfolgerung des BGA. Int Welt 2:148
71. Schneider J, Leyhe A, Kaffarnik H (im Druck) HDL bei klinisch Gefäßgesunden und Patienten mit arterieller Verschlußkrankheit und/oder coronarer Herzerkrankung im hohen Alter. Verh Dtsch Ges Inn Med 85:
72. Franke H (1965) Diagnose, Klinik und Therapie koronarer Erkrankungen. Tägl Prax 6:343

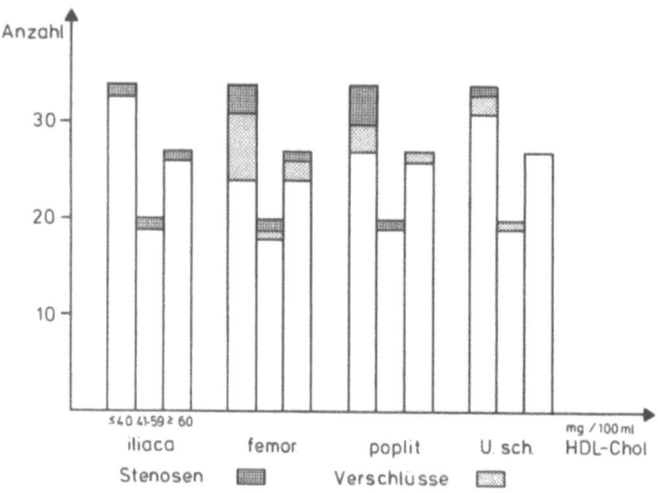

Abb. 1. Arterielle Stenosen und Verschlüsse bei über 80jährigen in Abhängigkeit vom HDL (alpha)-Cholesterin [71]

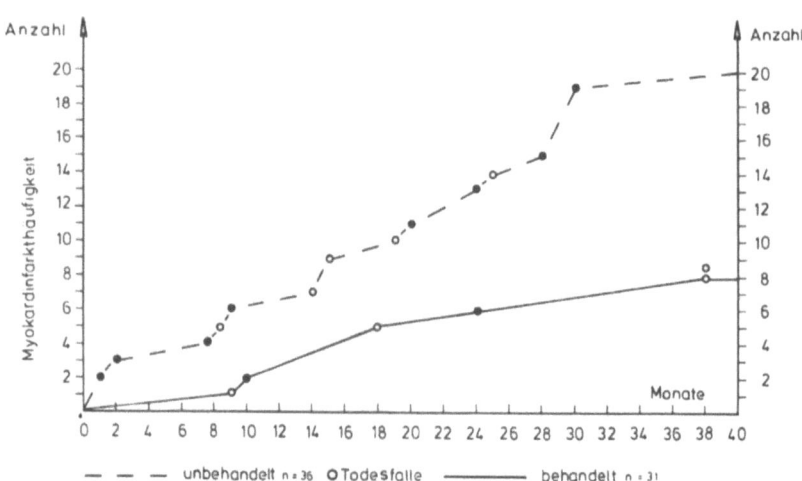

Abb. 2. Häufigkeit von Myokardinfarkten während einer Beobachtungszeit von 39 Monaten bei Männern mit primärer koronarer Herzerkrankung. Die unbehandelten Personen ließen in 20 von 36 Fällen tödliche oder nicht-tödliche Myokardinfarkte erkennen, die mit Clofibrat behandelten in 8 von 31 Fällen (Krasno u. Kidera [31])

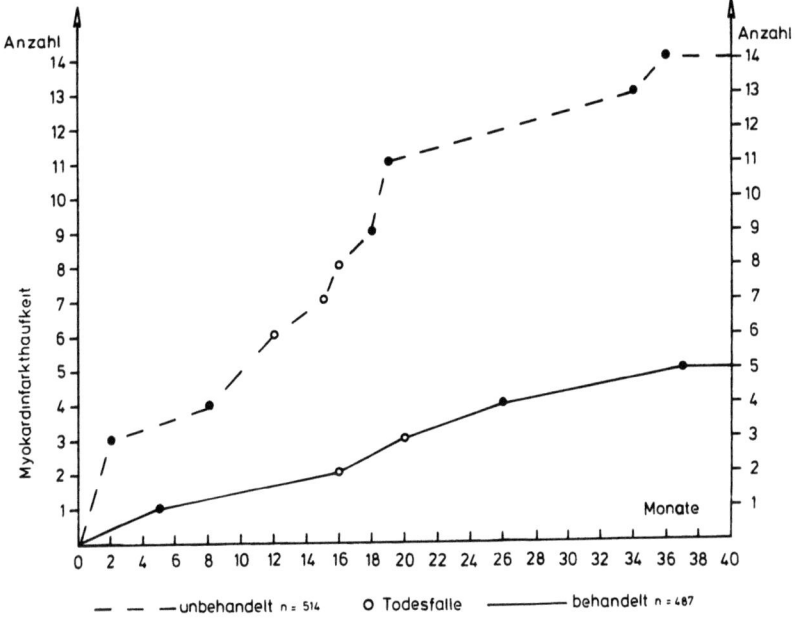

Abb. 3. Häufigkeit von Myokardinfarkten während einer Beobachtungszeit von 39 Monaten bei Männern ohne primäre koronare Herzerkrankung. Die unbehandelten Personen ließen in 14 von 514 Fällen tödliche oder nicht-tödliche Myokardinfarkte erkennen, die mit Clofibrat behandelten in 5 von 487 (Krasno u. Kidera [31])

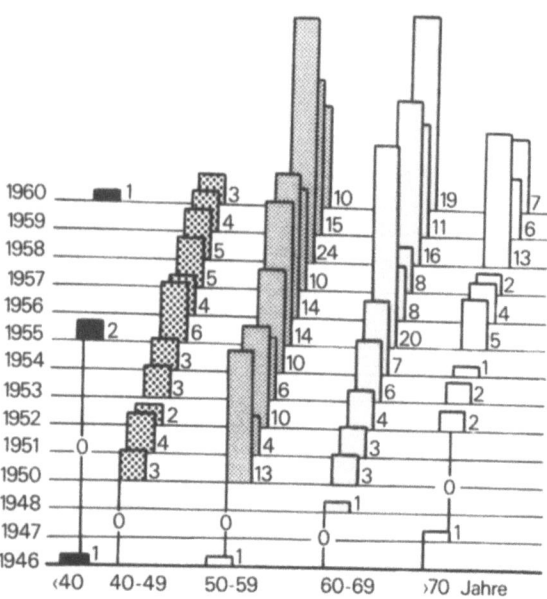

Abb. 4. Anzahl der Herzinfarkte bei den Patienten der Medizinischen Universitäts-Poliklinik Würzburg, 1945 – 1960 [72]

Indikation zur selektiven Koronarangiographie

E. Lang, O. E. Durst und A. Weikl

Die selektive Koronarangiographie ist zu einer Routinemethode an kardiologischen Zentren geworden. Ihre Komplikationsrate hat sich dadurch erheblich senken lassen.
Auch wenn inzwischen alle Vorbedingungen für eine breite Anwendung der Koronarangiographie erfüllt sind, verpflichtet uns nicht nur eine Letalitätsrate von ca. 1‰, sondern auch die derzeit noch beschränkte Untersuchungskapazität dazu, die Koronarangiographie mit einigen Ausnahmen als letzte diagnostische Maßnahme zu sehen, die uns − auch das muß gesehen werden − als einzige Aufschluß über morphologische Veränderungen des Koronargefäßsystems und der regionalen Myokardfunktion gibt.

Vorbedingungen für eine breite Indikationsstellung

War angesichts der ursprünglichen hohen Letalitätsrate bis 2% und mehr die Indikationsstellung vor allem begrenzt auf solche Patienten, bei denen trotz voller Ausschöpfung der konservativen Therapie die chirurgische Intervention als Ausweg blieb, so ist heute eine breite Indikationsstellung dann gerechtfertigt, wenn zwei Grundbedingungen erfüllt sind:
1. Die Rate der tödlichen Komplikationen muß unter 1‰ liegen. Um dies zu erreichen, bedarf es eines gut eingespielten Teams, das nicht nur Sondierungstechnik und den technischen Gesamtablauf der Untersuchung beherrscht, sondern über reichliche kardiologische Erfahrung in der Beurteilung der Herz- und Kreislauferkrankungen verfügt, therapeutische Konsequenzen abzuleiten vermag und gut fundierte Kenntnisse in der Erkennung und Behandlung von Komplikationen besitzt.
Die Untersuchungsfrequenz muß ausreichend hoch sein. Die Tatsache, daß an Häusern, in denen weniger als 50 Untersuchungen in 2 Jahren durchgeführt wurden, die Letalitätsrate 16mal so hoch lag als in Kliniken, in denen im gleichen Zeitraum mehr als 800 Koronarangiographien durchgeführt wurden, stützt diese Forderung. Als eine angemessen hohe Untersuchungsfrequenz werden 500 Katheter pro Jahr angesehen.

2. Die technische Ausstattung des Katheterlabors muß den Anforderungen einer hochspezialisierten Untersuchungsmethode entsprechen. Dabei sind als Kriterien des suffizienten Labors weniger entscheidend, wie teuer das Apparativum war, sondern wie die Qualität des gewonnenen Bildmaterials ist und wie effektiv im Falle einer Komplikation den Patienten hat geholfen werden können. Nur so können einerseits Rekatheterisierungen, die dann notwendig werden, wenn die Beurteilung des Angiogramms nur zur Verdachtsdiagnose führt, vermieden, andererseits das statistische Risiko des Eingriffs gemindert werden.

Untersuchungsmethode und Komplikationsrate

Aus Statistiken großer kardiologischer Zentren war zunächst zu entnehmen, daß die Komplikationshäufigkeit eine signifikante Abhängigkeit von der verwendeten Untersuchungstechnik aufwies. In einer großen Anzahl von Mitteilungen wurde die Meinung vertreten, daß die höhere Komplikationsrate bei der Judkins-Technik in erster Linie der Unerfahrenheit eines Katheterteams anzulasten sei, da das technische Vorgehen bei dieser Methode wegen ihrer einfachen Durchführung vornehmlich von weniger geübten Untersuchern angewendet wird. Dagegen galt die Methode nach Sones mit weniger kardialen Risiken belastet. Nach Untersuchungen von Adams und Mitarbeitern, in denen 45 000 Untersuchungen ausgewertet wurden, war bei transbrachialem Zugang (Methodik nach Sones) eine signifikant geringere Rate an kardialen Komplikationen (Myokardinfarkte, Dissektionen der Intima der Koronararterien, zerebrale Insulte) aufgetreten. Während nach dieser und anderen Untersuchungen bei der Technik nach Judkins die kardialen Komplikationen häufiger sind, wird der Methode nach Sones eine höhere lokale Komplikationsrate (periphere Verschlüsse) angelastet. Neuere Untersuchungen weisen darauf hin, daß im Hinblick auf die Letalität kein Unterschied zwischen der Methode nach Judkins und Sones besteht, wenn beim Vorgehen nach Judkins sorgfältig gearbeitet wird. Hierzu gehören die kontinuierliche Druckmessung in der Koronararterie, um die besonders komplikationsträchtige Abgangsstenose nicht zu übersehen, sorgfältiges Spülen des Katheterlumens bei freier Sondenlage sowie die korrekte und wiederholte Reinigung des Einführungsmandrins mittels heparinisierter Kochsalzlösung.

Dringlichkeit des Eingriffes

An den großen kardiologischen Zentren bestehen monatelange Wartelisten für die zur Koronarangiographie angemeldeten Patienten. Der eigentliche Bedarf liegt dabei in der BRD noch weit über der Zahl der Angemeldeten, nämlich bei ca. 50 000 pro Jahr (nach einer Schätzung von Lichtlen). Das heißt, daß es noch über Jahre erhebliche Engpässe geben wird und die breite Indikationsstellung zur selektiven Koronarangiographie zwangsläufig eine Begrenzung nicht durch die Art der Erkrankung, sondern vielmehr durch die beschränkte Untersuchungskapazität erfährt. Vor allem diese Situation zwingt in Anbetracht der hohen Letalitäts- und Komplikationsrate bei bestimmten morphologischen und hämodynamischen Gegebenheiten, die Warteliste an der Dringlichkeit der sicheren Diagnosestellung zu orientieren. Die Einbestellung zur selektiven Koronarangiographie entsprechend des Zeitpunktes der Anmeldung erscheint zwar als der gerechtere Weg, doch ist er medizinisch und ärztlich nicht vertretbar.

Unsere Bemühungen, in Zusammenarbeit mit dem Arzt in der Praxis und den Kollegen in anderen Kliniken eine sinnvolle Einbestellung der Patienten nach Dringlichkeit zu erreichen, scheiterte bisher daran, daß es nicht möglich war, den großen Terminvorlauf über mehrere Monate abzuarbeiten, um zu einem bestimmten Zeitpunkt mit der neuen, an der Dringlichkeit orientierten Einbestellweise beginnen zu können.

Bei dem geplanten Einbestellverfahren werden in einem Formblatt, das in weniger als einer halben Minute vom Arzt, u. U. auch von einer versierten Sprechstundenhilfe, auszufüllen ist, in der Horizontalen von links nach rechts jeweils in zunehmender Bedeutsamkeit die klinischen Prüfmerkmale aufgeführt. Ihnen werden steigende Punktezahlen zugeordnet (Staging). In vertikaler Richtung nimmt die Bedeutsamkeit der

Tabelle 1. Dringlichkeit der Indikationen zur Koronarangiographie

Absolute Indikationen

1. Instabile Angina pectoris
2. Präinfarktsyndrom
3. Crescendo-Angina
4. Therapierefraktäre stabile Angina pectoris

Relative Indikationen

1. Typische Angina pectoris mit Ischämiereaktion unter Belastung
2. Keine Angina pectoris, aber Ischämiereaktion unter Belastung
3. Asymptomatische Patienten bei Zustand nach Herzinfarkt
4. Patienten mit operationsbedürftigen Vitien (besonders Aortenklappenstenose)
5. Differentialdiagnostische Abgrenzung einer primären Kardiomyopathie von der koronaren Herzkrankheit
6. Mehrdeutige EKG-Veränderungen bei asymptomatischen Patienten
7. Uncharakteristische Herzbeschwerden zum Ausschluß einer koronaren Herzkrankheit
8. Kontrollangiographie zur Kontrolle des Bypasses

Befundmerkmale für die Beurteilung der Dringlichkeit zu. Auch dieses sog. Grading wird nach unten hin durch entsprechende Punktzahlen gewertet (Abb. 1). Werden nun einerseits die Primärdaten, d. h. die zutreffenden Befundmerkmale, und andererseits die Punktzuordnung im Staging- und Grading-System mit einem Rechner eingegeben, so kann durch ein relativ einfaches Rechenprogramm eine Einstufung auf vier Dringlichkeitsstufen erfolgen.

Diese sind nach Überprüfung und evtl. Korrektur durch den Arzt mitentscheidend für die Reihenfolge der Einbestellung. Es geht bei diesem Vorgehen nicht darum, den Entscheidungsprozeß über die Dringlichkeit etwa einem Computer zu überlassen, sondern einen sicheren, technisch-organisatorischen Hintergrund in der Kommunikation zwischen Praxis und Klinik zu erreichen, vor dem dem Kardiologen datengestützt die letzte Entscheidung zufällt.

Es läßt sich selbstverständlich nicht ausschließen, daß bei diesem Vorgehen gelegentlich auch Patienten einbestellt werden, bei denen Kontraindikationen für die Koronarangiographie vorliegen (Tab. 2). Das bedeutet, daß auch dieses Vorgehen verbesserungsbedürftig ist.

Indikationen zur selektiven Koronarangiographie im eigenen Krankengut

Von den genau 4 929 Herzkatheteruntersuchungen in unserem kardiologischen Labor haben wir die Indikationsverteilung der Herzkatheteruntersuchungen in den vergangenen 12 Monaten, d. h. vom 1. Juni 1979

Tabelle 2. Kontraindikationen der Koronarangiographie

1. Fehlende therapeutische Konsequenzen des Eingriffes
   a) Allgemeine Hinfälligkeit des Patienten
   b) Allgemeinleiden, die bereits die Operabilität ausschließen oder die Prognose von sich aus übermäßig limitieren
   c) Kategorische Ablehnung sich evtl. ergebender operativer Konsequenzen durch den Patienten

2. Hohes Risiko der Untersuchung
   a) Schwere Kontrastmittelallergie
   b) Frischer Herzinfarkt (Ausnahmen siehe Kapitel Notfallangiographie)
   c) Manifeste Linksherzinsuffizienz
   d) Schwerwiegende Gerinnungsstörung

3. Uneinsichtiger Patient

bis zum 31. Mai 1980 näher aufgeschlüsselt (Tab. 3). In diesem Untersuchungszeitraum wurden insgesamt 896 Patienten invasiv kardiologisch diagnostiziert. Bei 593 Patienten erfolgte die invasive Diagnostik wegen koronarer Herzerkrankung mit und ohne Herzinfarkt bzw. wegen klinischem Verdacht auf eine koronare Herzerkrankung. Bei 456 dieser Patienten wurden im Koronarangiogramm hämodynamisch wirksame koronarsklerotische Veränderungen festgestellt. Aufgrund der morphologischen Bedeutung der koronarsklerotischen Veränderungen sowie der Lokalisation wurde unter Berücksichtigung des klinischen Schweregrades die Indikation für eine koronarchirurgische Intervention bei 202 Patienten gestellt. Bei den übrigen Patienten war ein operatives Vorgehen entweder nicht erforderlich oder aufgrund der morphologischen und hämodynamischen Bedingungen nicht möglich.

Bei weiteren 178 Patienten wurde die invasive Diagnostik einschließlich der Koronarangiographie wegen einem Herzklappenfehler vorgenommen. Bei 83 Patienten wurde die Indikation für ein operatives Vorgehen – vorwiegend Herzklappenersatz – festgestellt. Bei 29 Patienten war eine koronare Herzerkrankung mit einem Herzfehler kombiniert. 14 dieser Patienten sind operationsbedürftig.

Bei 50 Patienten war eine Kardiomyopathie Indikation für das invasive Vorgehen. Bei 8 Patienten machte eine Klappendysfunktion eine er-

Tabelle 3. Häufigkeitsverteilung der Indikationen zur selektiven Koronarangiographie im eigenen Krankengut (Untersuchungszeitraum 1. 6. 79 – 31. 5. 80: 896 Koronarangiographien bei einer Gesamtuntersuchungszahl von 4 929)

	Untersuchungen		Davon Operationsindikation bei	
	n	%[a]	n	%
KHE mit und ohne Herzinfarkt				
gesicherte Diagnose	456	50,89	202	44,3
klin. Verdachtsdiagn.	137	15,29	–	–
Vitien	178	19,87	83	46,63
KHE bei Herzklappenfehler	29	3,24	14	48,28
Kardiomyopathie	50	5,58	–	–
Klappendysfunktion	8	0,89	5	62,5
Bypasskontrolle	19	2,12	1	5,63
Sonstige Indikation	19	2,12	–	–
	896	100	305	

[a] Aller Koronarangiographien

neute Herzkatheterisierung erforderlich. Bei 5 von diesen Patienten wurde eine Korrektur der Klappendysfunktion vorgenommen bzw. eine neue Klappe implantiert.
Die Indikationen der übrigen Patienten sind aus der Tabelle 3 zu ersehen.

Indikationen zur Koronarangiographie im höheren Lebensalter

Nachdem sich in den letzten Jahren intraoperative Letalität und auch die Frühletalität nach Herzoperationen durch Fortschritte der präoperativen Diagnostik, Einführung moderner anästhesiologischer Verfahren, ausgereifter Operationstechnik und vor allem die postoperative Überwachung erheblich reduziert haben, ist grundsätzlich auch im höheren Lebensalter die Indikation für eine Koronarangiographie vor allem dann gegeben, wenn eine koronarchirurgische Intervention bei Ausschöpfung der medikamentösen und konservativen Therapie im therapeutischen Konzept zur Diskussion ansteht. Es ist jedoch mit fortschreitendem Alter zu berücksichtigen, daß Organfunktionsstörungen zunehmen und Krankheiten nicht nur häufiger werden, sondern auch häufiger gleichzeitig nebeneinander bestehen. Das bedeutet, daß mit dem Alter – nicht wegen des Alters – Kontraindikationen für einen kardiochirurgischen Eingriff und damit auch für eine invasive Diagnostik zunehmen. So muß berücksichtigt werden, daß bei älteren Menschen neben den inkurablen Zweiterkrankungen, wie Malignome, Systemerkrankungen, schwere Hochdruckkrankheit, häufiger auch Störungen der Leber- und Nierenfunktion auftreten, die das Operationsrisiko belasten und einen herzchirurgischen Eingriff weniger sinnvoll erscheinen lassen. Auch schwere Lungenperfusions- und -diffusionsstörungen, wie beispielsweise beim Lungenemphysem, das im Alter häufiger vorkommt, stellen eine Kontraindikation für die Koronarangiographie im Hinblick auf eine kardiochirurgische Intervention dar.
Schwierig ist die Beurteilung der Zerebralarterieninsuffizienz hinsichtlich des Risikos eines operativen Vorgehens, weil sie einerseits in einer primär vaskulären, arteriosklerotischen Komplikation ihre Ursache haben kann, andererseits aber sehr häufig in einer Herzinsuffizienz ihre Ursache oder zumindest Mitursache hat. Eine sichere Beurteilung, wo letztendlich die Ursache der zerebralen Insuffizienz zu suchen ist, läßt sich erst nach vollständiger Rekompensation abgeben; diese ist oft genug erst nach der operativen Korrektur einer koronaren Herzerkrankung erreichbar.

Es läßt sich also feststellen, daß das kalendarische Alter des Patienten keine Kontraindikation für Koronarangiographie und Koronarchirurgie darstellt. Das Operationsrisiko hängt vor allem vom biologischen Alter ab und inwieweit der natürliche Alternsprozeß des Organismus durch Erkrankungen kompliziert wird. Entscheidend für die Indikationsstellung ist das letztendlich zu erwartende Ergebnis, d. h. die Beeinflußbarkeit therapieresistenter Beschwerden durch einen operativen Eingriff und die voraussichtliche Verbesserung der Lebenserwartung.

Literatur

Judkins MP (1967) Radiology 99:815
Niederer W, Bachmann K, Schebelle K, Raab G (1977) Indikationen zur Koronarangiographie und zum aortokoronaren Bypass. Klinikarzt 6:751
Schäfer J (1967) Koronarangiographie: Risiken und Aussagewert. Diagnostik 9:670
Schönbeck M, Lichtlen P (1973) Complications of coronary arteriography. In: Coronary heart disease 2nd International symposium. Thieme, Stuttgart, p 108
Sebening H, Lutilsky L, Blömer H (1976) Indikationen zur selektiven Koronarangiographie. Münch Med Wschr 118:1185
Sones MF, Shirey EK (1962) Med Conc Cardiovasc Dis 31:735

Carl-Korth-Institut
für Herz-Kreislauferkrankungen, Leitung: Prof. Dr. med. E. Lang

Waldkrankenhaus St Marien
Rathsberger Straße 57
D-8520 Erlangen
Telefon (09131) 822332

Anmeldung zur kardiologischen Diagnostik

| Arztanschrift (Stempel) | Personalien, Anschrift d. Pat. |

Angaben zur Patientin / zum Patienten (Zutreffendes bitte anstreichen)

Alter	über 70	61 bis 70	41 bis 60	21 bis 40	unter 20
Atemnot	keine	b. schwerer Belastung	b. geringer Belastung	in Ruhe	Orthopnoe
Angina pectoris	keine	b. schwerer Belastung	b. geringer Belastung	in Ruhe	instabile Ang. pect.
Herz-Rhythmus	Sinus	vereinz. ES	gehäufte ES	tachyk. Arrhythm.	Anfälle v. Bewußtlos.
Tendenz d. Herzbeschw.	abnehmend	gleichbleibend	gering zunehmend	deutlich zunehmend	schnell zunehmend
Komplikationen	keine	Infarkt i. d. verg. 3 Mon	Infarkt i. d. verg. 3 Wo	Embolie i. d. verg. 3 Mon	Embolie i. d. verg. 3 Wo
Soz. Gründe f. beschleun. Aufnahme	nein	ja	ja dringl. (welche?)		
wesentl. bekannte Begleiterkrankungen					

....
Unterschrift

Abb. 1

Sachverzeichnis

Abbruchkriterien 3
Abgangsstenose 52
—, subtotal 44
Acetylsalicylsäure 66
Adenosin 16
Aggregationshemmer 5
Anamnese 26
Anastomose 115, 124
Aneurysma 61, 72, 117, 131
Aneurysmektomie 43, 118
Anfallsbehandlung 57
Anfallsprohylaxe 57
Angina pectoris 3, 10, 25, 29, 31, 38, 43, 57, 59, 62, 78, 80, 82, 83, 85, 95, 97, 113, 116
— —, instabile 155
— —, therapierefraktäre 153
Anschlußheilverfahren 2, 4, 78, 83, 102, 104, 105, 109
Anteroseptalinfarkt 44, 46
Antiarrhythmika 63
Antikoagulantientherapie 4, 5, 76
Anturano 5
Arbeitstoleranz 81
Arrhythmien 1, 97
Arzneimittelinteraktionen 63, 64
Arzneimitteltherapie 57
Atenolol 62, 63
Austreibungsfraktion 61
AV-Blockierung 28

Bedingungen, psycho-soziale 102
Belastbarkeit 78
Belastungs-EKG 2, 28, 30, 31, 32, 38, 66, 95
Belastungsfrequenz 2
Belastungsherzinsuffizienz 77, 80
Belastungskoronarinsuffizienz 80, 81
Belastungsszintigramm 61
Betarezeptorenblocker 3, 4, 42, 46, 62, 63, 66, 76, 83, 93, 143

Betarezeptorenstimulatoren 64, 76
Bewegungsmangel 144
Bewegungstherapie 77, 79, 83, 84, 85, 94, 95, 96, 99, 100, 101
Blut, Verteilung 8
Bradykardien 28
Brustschmerz 26
Bypass, aortokornarer 4, 102
Bypass-Operation 43, 84, 85, 113, 119, 120

Carbocromen 4, 65, 76
Chinidin 66
Clofibrat 5, 142, 150
Crescendo-Angina 155

Diabetes mellitus 135, 143
Diät 141
Diagnostik 25
Digitalis 64
Dipyridamol 31, 66
Disopyramid 66
Diuretika 4
α-Propranolol 63
Dreigefäßerkrankung 116
Druck, intraventrikulärer 18
—, linksventrikulärer 9
Durchblutung 1, 8, 9, 11, 12, 15
Durchblutungsstörungen 138
Dyspnoe 3

Echokardiographie 32, 40
Einschwemmkatheteruntersuchung 78, 84
Ejektionsfraktion 118
EKG-Bandspeicheraufzeichnungen 37
Epidemiologie 135
Ergometerleistung 110, 111
Ergometertraining 84
Ergometrie 32, 103
Extrasystolen 28

Fendilin 64, 65
Framingham-Studie 144
Frühmobilisation 97

Gefäße, epikardiale 9
Gefäßtonus 7
Gesamtwiderstand, koronarer 16
Gewebsdruck, myokardialer 17
Gicht 144
Gruppengespräche 101

Hämodynamik 78, 82
Hauptstamm 44
Hauptstammstenose 53
Herzfrequenz 79
Herzinfarkt 25
–, Z. n. 155
Herzrhythmusstörung 29, 77, 83, 85, 97
Herztod, plötzlicher 25, 57, 66, 67
Herzwandaneurysma 5, 117
Hinterwandinfarkt 46
Hypercholesterinämie 137
Hyperkoagulabilität 145
Hyperlipoproteinämie 137
Hypertonie 4, 62, 97, 135, 143
Hypertrophie-EKG 32
Hyperurikämie 135, 144
Hypotension 63

Infarkt 2
–, akuter 10
Infarkthäufigkeit 45
Infarktprophylaxe 57, 66
Intermediärsyndrome 41
Intervention, kardiochirurgische 43, 113
Ischämie 28
Ischämiefaktor 77, 80
Ischämiezeichen 69
Isosorbiddinitrat 58, 65, 76
Isotopenuntersuchung 32

Kalziumantagonisten 4, 64, 76
Kardiomyopathie 155, 157
Kardioselektivität 62
Klappendysfunktion 157, 158
Kletterstufe 29
Kollateralen 1, 144
Kollateralenentwicklung 81
Kollateralkreislauf 12
Kombinationstherapie 4
Komplikationen 47

Komplikationen, embolische 4, 5
Kontraindikation 63, 77, 85
Kontraktion 7, 9
Koronarangiogramm 122
Koronarangiographie 3, 30, 40, 41, 47, 77, 84, 102, 114, 119
–, Dringlichkeit 154
–, Einbestellverfahren 155
–, Herzklappenersatz 157
–, Herzklappenfehler 157
– im hohen Lebensalter 158
–, Indikation 153, 155, 157
–, Komplikationsrate 154
–, Kontraindikation 156
–, Untersuchungstechnik 154
Koronararterie, linke 2
–, okkludierte 2
–, rechte 2
Koronarchirurgie 77, 84, 85, 96, 115, 116
Koronardurchblutung 7, 114
Koronare Herzkrankheit 25
– –, pathophysiologische Grundlagen 7
Koronargefäß 2
Koronargefäßsystem 43
Koronargefäßverschluß 130
Koronarinsuffizienz 141
Koronarogramm 26, 31
Koronaroperation 114
Koronarquerschnitte 121
Koronarreserve 11, 12, 22
Koronarsinusblutdurchfluß 82
Koronarsklerose 66
Koronarspasmen 3
Koronarstenose 31
Koronartherapie 1, 57
Koronarverschluß 20
Koronarwiderstand 10, 18
–, totaler 9
Kreislaufkomplikationen, orthostatische 3

Langzeitelektrokardiogramm 2
Langzeit-Speicheraufnahme 28
Laufbandergometer 29
LDL 137

Makroangiopathie 143
Mangeldurchblutung, zerebrale 29
Methoden, nicht-invasive 25

Methoden, nuklearmedizinische 60
Methylprolol 63
Metoprolol 62, 63
Mitralinsuffizienz 117
Molsidomin 57, 59, 60, 71, 72, 73
Myocard 8
Myokarddurchblutung 14
Myokardfaktor 77, 79
Myokardinfarkt 29, 47, 85, 105
−, akut 57

Notfallangiographie 3, 41, 46, 117
Notoperation 120
Nifedipin 64, 65
Nikotinabusus 135, 143
Nitrat 57, 58, 61, 71, 74, 76
Nitrodauerinfusion 3
Nitrodauertropf-Infusion 42, 46
Nitroglyzerin 10, 58

Operationsindikation 45
Operationskontraindikation 43
Operationsrisiko 158
Oxprenolol 63
Oxyfedrin 63, 64, 76

Papillarmuskelsyndrom 117
Pathophysiologie 1
Perfusion 18
Perfusionsdruck 8, 11
Perhexilinmaleat 65
PETN 58
Pindolol 62, 63
Practolol 63, 65, 76
Präinfarkt-Angina 41, 42
Präinfarktsyndrom 155
Prävention 85, 135
Prajmalin 66
Prenylamin 65
Pindolol 93
Propafenon 66
Prophylax 5
Propranolol 62, 63
Pyridylcarbinol 141

Rechtsversorgungstyp 44
Rehabilitation 4, 78, 97, 103, 107
Rehabilitationserfolg 104, 105
Rhythmusstörungen 28, 57, 65, 98
Risikofaktoren 101, 135, 145
Röntgen-Thoraxaufnahme 31
Ruhe-Elektrokardiogramm 27
Ruheherzinsuffizienz 77, 80

Saluretika 143
Sauerstoffverbrauch 1
Schenkelblock 28
Schenkelblockbilder 29
Schocksyndromen 63
Sekundärprävention 102
Septalarterie 7
Sinusknotensyndrom 63
Statistik 25, 29
Status anginosus 26, 41
Stenose 44
−, exzentrische 10
−, konzentrische 10
−, subtotal 45
Stenosegrade 11, 12, 21, 23
ST-Strecke 27, 41
ST-Streckenhebung 28, 41
ST-Streckensenkung 65, 78, 84, 95, 116
ST-Streckenveränderungen 32, 38
Subendokard 8
Subendokardialinfarkt 1
Sulfinpyrazon 66
synkopale Anfälle 3
Szintigramm 61

Tachykardien 28
Technetium 31
Terrainkur 99
Thalliumszintigraphie 33, 39, 60
Thermodilutionstechnik 81
Thrombozytenaggregationshemmer 4, 57, 66, 76
Thrombus 11
Training, körperliches 135
Trainingsgruppe 81
T-Wellenveränderungen, isolierte 32

Übergewicht 135, 144
Untersuchung, körperliche 27
−, nuklearmedizinische 31

Vasodilatation 8, 11
Ventrikelfunktion 32, 79
Ventrikelseptumperforation 45
Ventrikelseptumruptur 44
Ventrikelwand 32
Ventrikulogramm 23
Verapamil 64, 65
Verkalkungen 31
Vorderwandinfarkt 44, 45, 72

Wandbeweglichkeit 12, 23
Widerstand, extrakoronarer 7
−, koronarer 7

G. Bodem
Herzinsuffizienz
Pathophysiologie – Klinische Symptomatologie – Therapie
1980. 21 Abbildungen, 18 Tabellen.
Etwa 130 Seiten
DM 24,–
ISBN 3-540-09943-3

Coronare Herzkrankheit
Physiologische, kardiologische und anaesthesiologische Aspekte. Weiterbildungskurs für Anaesthesieärzte am 10. Juni 1978 in Wuppertal
Herausgeber: J. Schara
1979. 61 Abbildungen, 15 Tabellen.
IX, 97 Seiten (Anaesthesiologie und Intensivmedizin, Band 122)
DM 45,–
ISBN 3-540-09416-4

C. Halhuber
Rehabilitation in ambulanten Koronargruppen
Ein humanökologischer Ansatz
Mit einem Beitrag von N. Wrana
1980. 10 Abbildungen, 13 Tabellen.
XVI, 203 Seiten (Rehabilitation und Prävention, Band 13)
DM 34,–
Mengenpreis: ab 20 Exemplare
e DM 27,70
ISBN 3-540-09870-4

Kardiologie. Hypertonie
Von F. Anschütz, U. Gaissmaier, W. Hahn, D. Klaus, H. Lydtin, J. Schmidt, E. Zeh
Bandherausgeber: D. Klaus
2. neubearbeitete Auflage. 1979. 42 Abbildungen, 11 Tabellen. XXV, 297 Seiten (Taschenbücher Allgemeinmedizin)
DM 29,50
ISBN 3-540-09236-6

G. Riecker
Klinische Kardiologie
Krankheiten des Herzens und des Kreislaufs
Unter Mitarbeit von H. Avenhaus, H. D. Bolte, W. Hort, B. Lüderitz, B. E. Strauer
1975. 159 Abbildungen, 134 Tabellen. XIV, 455 Seiten
DM 98,–
ISBN 3-540-07316-7

J. Schmidt-Voigt
Diagnostische Leitbilder bei koronarer Herzkrankheit
1980. 74 farbige Abbildungen. Etwa 90 Seiten
DM 34,–
ISBN 3-540-10122-5

Vom Belastungs-EKG zur Koronarangiographie
Von M. Kaltenbach, H. Roskamm, G. Kober, W.-D. Bussmann, L. Samek, P. Stürzenhofecker, H.-J. Becker, J. Petersen
Unter Mitarbeit von P. Bubenheimer, H.-J. Engel, A. Grüntzig, G. Hör, P. Lichtlen, P. Rentrop, E. Sauer, H. Schicha, H. Sebening
1980. 318 Abbildungen in 800 Einzeldarstellungen. Etwa 390 Seiten
Gebunden DM 148,–
ISBN 3-540-09861-5

Springer-Verlag
Berlin
Heidelberg
New York

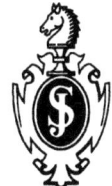

Die Zeitschrift zum Fachgebiet:

Der Internist

Organ des Berufsverbandes Deutscher Internisten

Herausgegeben von
M. Broglie, Wiesbaden; E. Buchborn, München; W. Dölle, Tübingen; R. Gross, Köln; V. Harth, Bamberg; G. A. Martini, Marburg; G. Riecker, München; H. Schwiegk, München; F. Valentin, München.

Unter Mitwirkung von
E. Schüller; R. Schindlbeck; (Für den Vorstand des Berufsverbandes Deutscher Internisten) R. Aschenbrenner; H. W. Bansi; H. Bartelheimer; H. E. Bock; F. Hoff; W. Hoffmeister; W. Rick

Die Zeitschrift DER INTERNIST ist das führende deutsche Fortbildungsorgan für das gesamte Gebiet der Inneren Medizin und zugleich Organ des Berufsverbandes Deutscher Internisten. Jedem Teilgebiet des Faches wird ein eigenes Heft gewidmet, das von Seiten der Redaktion mit einer entsprechenden Einführung zum Thema eröffnet wird. Der Stoff ist in sorgfältige, langfristige Themenplanung gegliedert. Die für den praktizierenden Internisten aktuellen Probleme bestimmen in Form von Übersichtsaufsätzen den Charakter der einzelnen Hefte, so daß sie als willkommene Ergänzung der großen Lehr- und Handbücher gelten können.

Alle Beiträge sind aufeinander abgestimmt, um das jeweilige Thema umfassend darzustellen. Diagnostik und Therapie haben unbedingten Vorrang vor theoretischen Ausführungen, da die Facharztweiterbildung und die Fortbildung des praktizierenden Internisten ein wesentliches Ziel der Zeitschrift ist.

Die Sparte 'Kurze Informationen' bringt abwechslungsreiche, gut kommentierte wissenschaftliche Nachrichten. Kompetente Mitarbeiter wählen aus ihrem Spezialgebiet das Wichtigste und Interessanteste aus.
Folgende Rubriken kehren in unregelmäßiger Folge wieder: 'Kasuistik', 'Kurze Informationen', 'Pharmakologie und praktische Therapie' und 'Klinische Chemie'.
Besondere Beachtung findet jeweils das Dezemberheft, das ausschließlich therapeutischen Themen gewidmet ist. Unter dem Titel: 'Was ist gesichert in der Therapie?' werden kritisch und wertend die gesicherten Behandlungsverfahren in den verschiedenen Teilgebieten der Medizin hervorgehoben.
Im Sonderteil 'Mitteilungen des Berufsverbandes Deutscher Internisten' nimmt die Zeitschrift laufend zu allen bedeutenden standespolitischen, wirtschaftlichen und juristischen Fragen Stellung.
DER INTERNIST erfreut sich eines ständig wachsenden Zuspruchs in Klinik, Krankenhaus und freier Praxis und gibt den Vertretern der benachbarten Disziplinen wertvolle Informationen.

Bitte fordern Sie ein Probeheft an.

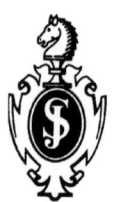

Springer-Verlag
Berlin
Heidelberg
New York

MIX
Papier aus verantwortungsvollen Quellen
Paper from responsible sources
FSC® C105338

If you have any concerns about our products,
you can contact us on
ProductSafety@springernature.com

In case Publisher is established outside the EU,
the EU authorized representative is:
**Springer Nature Customer Service Center GmbH
Europaplatz 3, 69115 Heidelberg, Germany**

Printed by Libri Plureos GmbH
in Hamburg, Germany